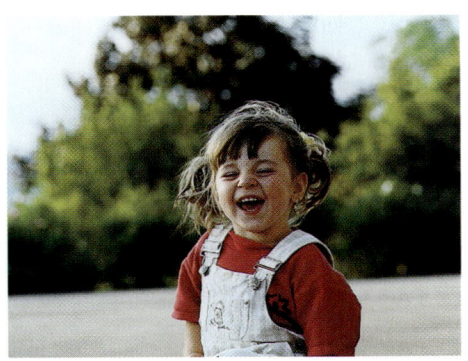

Sanfte Hilfe für Kinder –

Homöopathie

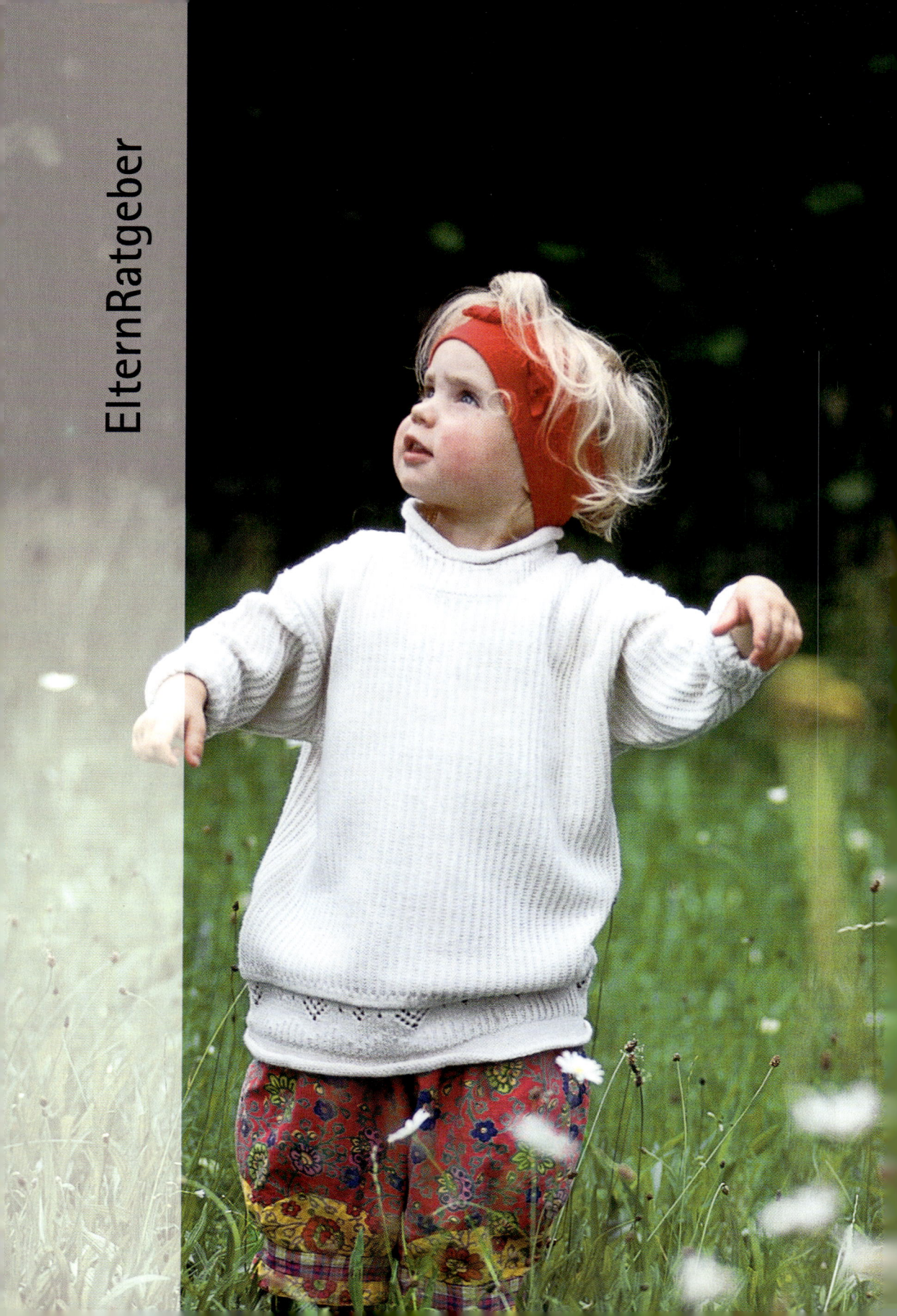

Dr. med. Monika Weber

Sanfte Hilfe für Kinder –

Homöopathie

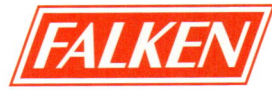

Inhalt

Einführung

Warum Homöopathie?

Ist es auch bei Ihnen so, dass Ihr Kind immer genau dann krank wird, wenn der Kinderarzt nicht erreichbar ist? Und Sie möchten ihn auch nicht wegen jeder Kleinigkeit anrufen? Sie möchten Ihr Kind mit natürlichen Mitteln heilen und nicht gleich mit der „chemischen Keule erschlagen"? Dann wünschen Sie sich also einen Ratgeber, in dem Sie leicht die Krankheit erkennen können sowie Tipps für den verantwortungsvollen Umgang mit Ihrem Kind finden.

In diesem Buch zeige ich Ihnen, wie Sie Ihrem Kind mit einer natürlichen, seit 200 Jahren bewährten Heilmethode helfen können. Hierbei werden die Krankheitssymptome nicht unterdrückt und der Körper in seiner Selbstheilung behindert, sondern er wird in seiner Selbstregulation unterstützt. So kann der Körper die Krankheit aus eigener Kraft besser bewältigen. Daher geht das Kind aus einer homöopathisch behandelten Krankheit auch gestärkt hervor und wird immer weniger anfällig werden.

Bei der konventionellen schulmedizinischen Behandlung ist jedoch häufig genau das Gegenteil der Fall: Wird das Kind immer wieder mit Antibiotika behandelt, dann wird es immer öfter krank und muss noch häufiger mit einem Antibiotikum behandelt werden. Dabei können dann auch Nebenwirkungen auftreten.

Die Homöopathie mit den hier beschriebenen Mitteln und Potenzen ist dagegen völlig nebenwirkungsfrei – auch dann, wenn Sie das richtige Mittel nicht gleich finden. In diesem Fall tritt lediglich keine Besserung ein.

Bei Kindern ist es allerdings noch relativ leicht das passende Arzneimittel zu finden, denn sie reagieren meist noch in einer typischen und ursprünglichen Weise auf äußere Reize wie zum Beispiel auf Krankheitserreger. Wenn Sie es einmal gelernt haben Ihr Kind genau zu beobachten und sich selbst die Fragen nach möglichen Ursachen, Auslösern und Modalitäten – das, was den Krankheitszustand bessert oder verschlechtert – zu beantworten, dann wird Ihnen die homöopathische Behandlung immer öfter gelingen.

Dabei werden Sie feststellen, dass diese Therapie eine positive Nebenwirkung hat: Wenn Sie die Krankheitssymptome genau beobachten wollen, müssen Sie sich intensiv mit Ihrem Kind auseinandersetzen und es als ganzen Menschen annehmen. Denn nicht die Fiebergrade sind ausschlaggebend, sondern wie Ihr Kind individuell auf diese Krankheit reagiert: körperlich und seelisch. Und mit einem homöopathischen Mittel wird auch die ganze Person behandelt, denn Körper, Seele und Geist beeinflussen sich immer gegenseitig. Daher ist es in der Homöopathie auch möglich, Störungen zu behandeln, die schulmedizinisch schwer anzugehen sind, jedoch eine Familie stark belasten, wie z.B. Schlafstörungen.

Unterstützt wird die homöopathische Arzneimitteltherapie durch eine natürliche ganzheitliche Behandlung mit physikalischen und diätetischen Maßnahmen, wie es lange vor Samuel Hahnemann (1755–1843), dem Begründer der Homöopathie, bereits die großen Ärzte der Antike forderten. Diese ganzheitliche Behandlung führt neben einer Stärkung des Immunsystems auch zu einer ausgewogenen Persönlichkeit.

Allerdings bereitet sie auch oft mehr Mühe. Sie können Ihrem Kind und sich damit aber viele überflüssige Arztbesuche und viele Medikamente – im doppelten Sinne – „ersparen". Bleiben Sie mit Ihrem Kinderarzt jedoch immer in Kontakt, insbesondere dann, wenn durch Ihre Therapie keine Besserung eintritt. Befolgen Sie seinen Rat!

Ihr Kind wird Ihnen diese Mühe und Ihre Zuwendung danken durch eine ganzheitliche Gesundheit an Körper, Seele und Geist.

Was ist Homöopathie?

Homöopathie ist eine von vielen Methoden der Naturheilkunde. Es werden viele homöopathische Arzneimittel aus Pflanzen, aber auch aus Tieren und Mineralien gewonnen. Diese Arzneien werden in einer besonderen Weise hergestellt und angewendet.

In der Schulmedizin versucht man mit gegensätzlichen Mitteln zu heilen, zum Beispiel Fieber mit fiebersenkenden und Entzündungen mit entzündungshemmenden Mitteln. Homöopathie dagegen folgt dem Grundsatz Ähnliches mit Ähnlichem zu heilen: Similia similibus curentur. Ein unter

Übelkeit leidender Patient wird also mit einer Arznei behandelt, die beim gesunden Menschen Übelkeit hervorrufen würde.

Diese Idee ist schon sehr alt. Bereits Hippokrates (460–377 v. Chr.) vertrat sie. Zu einer Heilkunst wurde sie aber erst vor genau 200 Jahren durch den deutschen Arzt Samuel Hahnemann. Hahnemann untersuchte zahlreiche Heilpflanzen und auch andere natürliche Substanzen systematisch, indem er die Wirkung an gesunden Testpersonen prüfte. Die auf diese Weise erzeugten Symptome wurden sorgfältig notiert und bilden das Arzneimittelbild dieses Heilmittels. Wenn nun das Arzneimittelbild eines Wirkstoffes möglichst genau mit dem Krankheitsbild übereinstimmte, konnte Hahnemann damit die Krankheit heilen.

Um eine anfängliche Verschlechterung durch die Giftigkeit der Arznei zu verhindern verdünnte Hahnemann die Arzneimittel schrittweise immer stärker und – und das war das eigentlich Geniale und Revolutionäre – schüttelte das verdünnte Arzneimittel bei jedem Verdünnungsschritt lange und kräftig. Zu seinem eigenen Erstaunen trat durch dieses Schütteln, die Dynamisierung, eine deutliche Wirkungssteigerung ein. Diese Wirkung steigerte sich um so mehr je stärker das Arzneimittel verdünnt war. Gleichzeitig wurde es durch die starke Verdünnung ungiftig und verlor seine Nebenwirkungen.

Hahnemann nannte den Vorgang des Verdünnens und Schüttelns Potenzierung, denn Energie und Heilkraft des Arzneimittels nehmen zu, obwohl die Materie abnimmt und ab einer bestimmten Potenz nicht mehr vorhanden ist. Dies ist mit unserer naturwissenschaftlich-materialistischen Denkweise schwer nachzuvollziehen. Dennoch liefert eine Naturwissenschaft, die Quantenphysik, eine mögliche Erklärung für dieses Phänomen: Sie hat nachgewiesen, dass Materie nicht passiv und träge, sondern dynamisch ist, und dass sie bestimmte Energiemuster besitzt. Genau diese spezifische Energie wird beim Potenzieren vermehrt und dadurch fähig die gestörte Energie des Patienten anzustoßen. Ihm wird damit geholfen wieder sein Gleichgewicht zu finden: Die Energie des Arzneimittels wirkt auf die Energie des Menschen.

Den Homöopathen interessiert eigentlich nicht die Diagnose – obwohl er sie stellen wird –, sondern die individuelle Reaktion des kranken Menschen insgesamt. Zu diesem umfassenden Krankheitsbild wird er ein Arzneimittelbild suchen, das in möglichst vielen Punkten Übereinstimmungen zeigt. Die Arznei unterstützt deshalb den Körper in seiner Selbstheilung.

Dies bedeutet jedoch nicht, daß jede kleinste Befindensstörung sofort homöopathisch behandelt werden müsste. Das bedeutet, wir müssen das kranke Kind genau beobachten: Besteht ein Leidensdruck? Besteht eine Gefahr? Muss der Körper in seiner Selbstregulation überhaupt unterstützt werden? Erst wenn dies zutrifft, muss ein Arzneimittel gezielt ausgewählt werden.

Dies kann keine Standardmethode sein. Ihre Erfolge sind nach den Prinzipien der naturwissenschaftlichen Forschung, zum Beispiel durch Doppelblindversuch, nur schwer überprüfbar. Aber die Behandlungserfolge der vergangenen 200 Jahre sprechen für sich. Man kann sie nicht leugnen, weil man den Wirkungsmechanismus noch nicht in allen Einzelheiten erklären kann. Denn weder ein ausführliches psychologisches Gespräch noch ein Placeboeffekt kann für die oft verblüffende Wirkung verantwortlich gemacht werden. Sogar Babies, Tiere und Pflanzen reagieren auf eine Behandlung mit homöopathischen Mitteln.

Durch die Unterstützung der Selbstregulation ist die Homöopathie auch die beste Krankheitsprophylaxe, denn der Körper geht gestärkt aus der Krankheit hervor, wenn dies nicht durch eine ungesunde Ernährung, schlechte Lebensgewohnheiten oder durch Stress blockiert wird.

Die Prinzipien der Homöopathie im Überblick

- Krankheitsbild und Arzneimittelbild müssen sich möglichst ähnlich sein.
- Die Arzneimittelprüfung erfolgt an gesunden Testpersonen; keine Tierversuche.
- Das Arzneimittel wird potenziert, d. h. stufenweise verdünnt und dabei jeweils verschüttelt.
- Der ganze Mensch wird betrachtet und behandelt.

Homöopathische Arzneimittel

Die mehr als 2 000 Ausgangsstoffe für homöopathische Arzneimittel stammen aus der Natur. Flüssige Substanzen wie Pflanzenpresssäfte, Tiergifte (z. B. Schlangengifte) oder Tiere (z. B. Ameise) werden mit Alkohol potenziert. Hierfür wird ein Tropfen Ausgangssubstanz mit neun Tropfen Alkohol versetzt und dann lange und kräftig geschüttelt. Diese Arznei besitzt dann die Potenz D1. Nimmt man von D1 einen Tropfen und verdünnt und verschüttelt wiederum mit neun Tropfen Alkohol, so erhält man D2. Ein Tropfen D2 mit neun Tropfen Alkohol verschüttelt ergibt D3 – und so weiter.

Es gibt auch mineralische Ausgangsstoffe, die nicht in Alkohol löslich sind, wie zum Beispiel Austernschalen. Diese werden mit Milchzucker lange und gründlich verrieben, ebenfalls in Schritten: jeweils ein Teil Ausgangssubstanz mit neun Teilen Milchzucker. Ab D6 sind die meisten Stoffe löslich und können mit Alkohol weiter potenziert werden.

Im deutschsprachigen Raum sind diese D-Potenzen am gebräuchlichsten. Im englischsprachigen Bereich werden meist C-Potenzen verwendet, bei denen die Verdünnung in Schritten von jeweils 1:100 vorgenommen wird. Daneben sind noch LM- (=Q-)Potenzen (1:50 000) gebräuchlich.

Bei den in diesem Buch beschriebenen akuten Erkrankungen werden die Potenzen D4, D6 oder D12 verwendet. Für die Behandlung chronischer, tiefergehender und die Persönlichkeit betreffender Beschwerden benötigt man Hochpotenzen, z. B. D200. Diese sollten Sie jedoch nie selbst anwenden, sondern nur auf den Rat einer Fachkraft hin. Das oben beschriebene Pulver – Trituratio – oder die Lösung – Dilutio – erhalten Sie in der Apotheke. Lösungen sind für Babys und Kinder wegen des Alkoholgehaltes nicht geeignet. Die „Liebesperlen" stoßen da schon auf wesentlich größere Begeisterung! Hierfür werden Milchzuckerkügelchen (=Globuli) mit dem homöopathischen Arzneimittel besprüht.

Im Prinzip können Sie diese Arzneimittel bei richtiger Lagerung unbegrenzt aufheben – auch wenn aus rechtlichen Gründen ein Verfalldatum aufgedruckt ist. Sie sollten sie vor Sonne, Hitze, starken Temperaturschwankungen sowie Feuchtigkeit schützen, auch nicht neben stark riechenden

Substanzen aufbewahren und natürlich außerhalb der Reichweite von Kindern.

Was ist Krankheit?

Krankheit ist ein Teil unseres Lebens wie die Geburt und der Tod. Krankheit ist auch wichtig für das Leben, denn das Immunsystem braucht ein Training um stark zu werden. Neugeborene haben fast noch keine wirksame Abwehr, sondern nur die Antikörper, die sie von der Mutter mitbekommen haben. Sie bekommen auch weiterhin Antikörper über die Muttermilch. Trotzdem brauchen sie noch eine relativ saubere Umgebung. Erst mit der Zeit baut sich eine Darmflora auf und das Immunsystem wird langsam aktiviert. Eine gute Darmflora, wie sie durch das Stillen gefördert wird, ist wichtig für den Aufbau des Immunsystems, denn der überwiegende Teil der Lymphknoten sitzt im und am Darm. Nach einigen Monaten sollte sich das Immunsystem stabilisiert haben, sodass sich der Säugling langsam mit seiner Umwelt und ihren Keimen auseinandersetzen kann. Auch dies ist wichtig und darf nicht durch übertriebene Hygiene verhindert werden, sonst steigt das Risiko für Allergien und andere Krankheiten, bei denen sich das Immunsystem gegen den eigenen Körper richtet. Auch die immer wieder auftretenden kleinen, lästigen Infekte mit der „Rotznase" gehören zum Kleinkind- und Kindergartenalter. Sie trainieren den Körper für die Kinderkrankheiten, die ebenfalls eine große Bedeutung für die Entwicklung des Kindes haben. Das Risiko von Komplikationen lässt sich bei entsprechender pflegerischer Betreuung durch die Mutter durch Beobachtung und homöopathische Unterstützung des Kinderarztes auf ein Minimum reduzieren. Kinderkrankheiten sind auch für die psychische Entwicklung des Kindes wichtig. Es kann sich in dieser Zeit der intensiven Betreuung durch die Mutter hingeben und ist dadurch anschließend fähig zu einem großen Schritt in Richtung Selbstständigkeit.

Auch für die Abwehrkräfte sind gerade die Kinderkrankheiten wichtig. In einer großen Schweizer Studie zum Beispiel wurde nachgewiesen, dass das Risiko für Krebserkrankungen umso mehr sinkt, je mehr Kinderkrankheiten – vor allem vor dem siebten Lebensjahr – durchgemacht wurden. Aber auch im späteren Leben senkt das Auftreten fieberhafter Er-

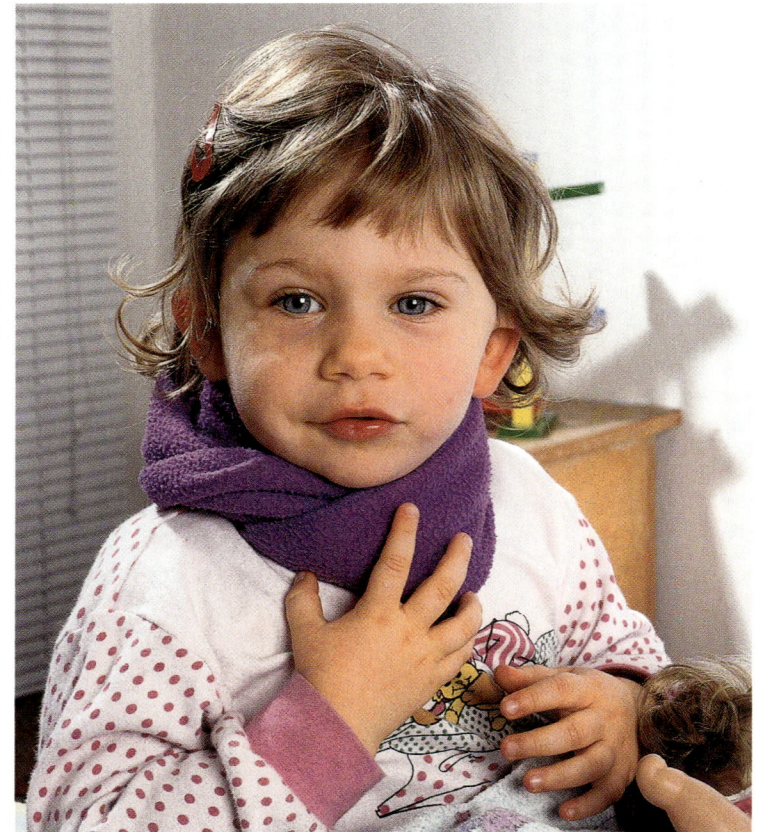

Überstandene
Kinderkrankheiten
stärken das
Immunsystem
sogar für das
spätere Leben

krankungen das Krebsrisiko. Krankheit ist also ein sehr komplexes Geschehen. Sie tritt auch nicht immer dann auf, wenn der Körper mit möglichen Krankheitsauslösern zusammentrifft, sondern nur dann, wenn ein Ungleichgewicht zwischen körperlichen und seelischen Kräften besteht. Krankheit ist mehr als ein Schaden, den man reparieren muss. Sie darf nicht unterdrückt werden. Ausschläge und Absonderungen (z. B. Schleim) sind Zeichen dafür, dass sich der Körper mit der Krankheit auseinandersetzt und sie bekämpft. Wenn wir die Zeichen, die er uns gibt, beachten, können wir die Heilung fördern und durch die Stärkung weiteren Krankheiten vorbeugen. Wenn wir jedoch Krankheitszeichen unterdrücken, wird sich die Krankheit nach innen schlagen und andere, schwerere, innere Krankheiten auslösen: So kann ein mit Kortison behandeltes Ekzem sich zum Erscheinungsbild Asthma verwandeln.

Die Heilkraft des Fiebers

Fieber ist keine Krankheit, sondern eine vom Organismus gewollte Antwort auf einen Angriff durch Krankheitserreger. Es ist Teil eines gesunden Abwehrmechanismus und somit ein gutes Zeichen, denn es zeigt uns, dass der Körper Kraft hat sich zu wehren. Auch die Höhe des Fiebers ist beabsichtigt und genau geregelt, denn Bakterien und Viren sind wärmeempfindlich und werden bei bestimmten Temperaturen abgetötet. Auch die von ihnen abgegebenen Gifte werden bei erhöhter Körpertemperatur besser ausgeschieden und die Bildung eigener Abwehrstoffe stärker angeregt. Daher sollte Fieber nicht unterdrückt oder gesenkt, sondern respektiert werden. Es zeigt uns, dass der Körper zur Selbstregulation fähig und auf dem besten Wege ist, das Kind von einer möglichen Erkrankung zu befreien. Auch müssen wir uns bewusst machen, dass das Kind selbst meist gar nicht am Fieber leidet, sondern nur die Eltern. Ein ständiges Auf und Ab der Fieberkurve, wie es Eingriffe erzeugen, belastet den kindlichen Körper viel mehr. Das konstante Fieber ist Belastung genug. Daher ist ein darauf abgestimmter Umgang mit dem Kind besonders wichtig: Bettruhe und reichliche Flüssigkeitszufuhr. Der Fieberkrampf tritt nur selten und bei dazu veranlagten Kindern auf.

Die Grenzen der Selbstbehandlung

Die Selbstbehandlung des Kindes hat natürlich ihre Grenzen. Sie dürfen Ihre Fähigkeiten niemals überschätzen! Da aber Ihr Blick für den Zustand Ihres Kindes als homöopathisch behandelnde Eltern geschärft wird, werden Sie diese Grenzen sicher bald gut erkennen. Im Zweifel gilt: Lieber einmal zu früh oder zu oft den Kinderarzt anrufen oder besuchen als einmal zu spät oder zu wenig!

> ### Wichtig
>
> **Bei Krämpfen jeglicher Art, Atemnot und schweren Verletzungen müssen Sie den Notarzt alarmieren, bei Verbrühungen und Vergiftungen umgehend ein Krankenhaus aufsuchen und bei sehr hohem Fieber und starken Schmerzen den Kinderarzt benachrichtigen.**
> **Das heißt allgemein, jedes akut schwerkranke Kind gehört umgehend in ärztliche Behandlung!**

Auch wenn trotz Ihrer Behandlung keine Besserung eintritt, wenn Ursachen und Verlauf der Erkrankung unklar sind, sich die Krankheit lange hinzieht oder die Beschwerden nach kurzer Zeit immer wieder auftreten, sollten Sie mit dem Kinderarzt Kontakt aufnehmen. In jedem Fall tun Sie das bitte, wenn Ihr Kind noch jünger als ein Jahr ist, denn hier können viele Krankheiten anders verlaufen, sind für Sie schwer zu beurteilen und können den Säugling schnell in große Gefahr bringen.

Bei häufig wiederkehrenden Beschwerden muss eine organische Ursache ausgeschlossen werden. Dies spricht nicht gegen eine homöopathische Behandlung. Sie ist fast immer als Erstmaßnahme und begleitend sinnvoll. Die moderne Medizin besitzt viele wertvolle Diagnosemöglichkeiten und eine exakte Diagnose sollte jeder homöopathischen Behandlung vorausgehen. Daher ist es am besten, wenn ein erfahrener, auch schulmedizinisch ausgebildeter Arzt die homöopathische Therapie durchführt, der die Grenzen beider Methoden kennt und sicher beurteilen kann.

Er kann Ihnen auch bei chronischen Erkrankungen helfen, bei denen es sehr schwierig ist, das geeignete Arzneimittel zu finden. In diesem Fall können Sie den behandelnden Arzt durch genaue Beobachtung des Kindes unterstützen.

Die Konstitutionstherapie

Bei chronischen Krankheiten ist – nach der Behandlung im Vordergrund stehender Beschwerden – eine Konstitutionstherapie angezeigt. Hierbei versucht der Homöopath den Menschen in seiner Gesamtheit mit all seinen persönlichen Eigenheiten zu erfassen. Dem individuellen Vermögen zur Gesundheit und seiner persönlichen Reaktionsweise entsprechend sucht er ein passendes Arzneimittel. Hierbei spielen auch Charaktereigenschaften eine Rolle. Manchmal kann auch die Krankheit selbst schon Hinweise geben, denn Kinder mit einer bestimmten Konstitution neigen oft auch zu bestimmten Krankheiten oder Krankheitsverläufen.

Dies ist eine sehr schwierige Prozedur, die nur ein erfahrener Homöopath durchführen kann und darf. Konstitutionsmittel werden in Hochpotenzen angewendet und hier kann es bei einem falsch gewählten Arzneimittel durchaus auch zu unerwünschten Reaktionen kommen!

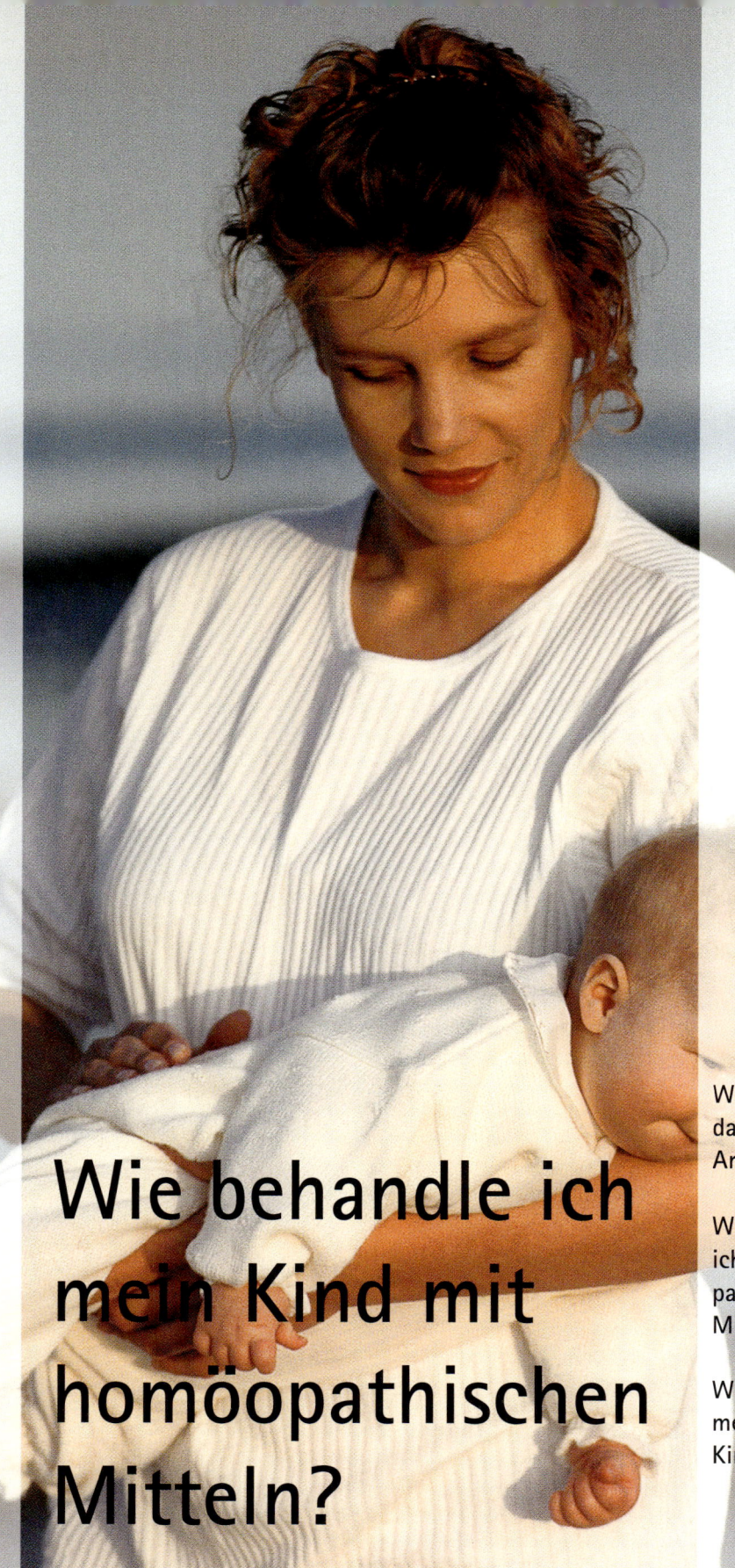

Wie behandle ich mein Kind mit homöopathischen Mitteln?

Wie finde ich das passende Arzneimittel?

Wie behandle ich mit homöopathischen Mitteln?

Wie betreue ich mein krankes Kind?

Wie finde ich das passende Arzneimittel?

Es ist von großem Vorteil, die ersten beiden Kapitel dieses Buches bereits vor Beginn einer Erkrankung durchlesen. Wenn Sie die Grundsätze der Homöopathie und der Behandlung schon nachvollzogen haben, dann erleichtert Ihnen dies die Orientierung und das Finden eines passenden Mittels im Krankheitsfall.

Im dritten Kapitel (ab S. 31) werden dann die einzelnen Krankheitsbilder genau beschrieben. Hier erfahren Sie,

- wie Sie eine bestimmte Krankheit erkennen,
- durch welche Auslöser diese Krankheit ausbricht,
- wodurch und wie lange eine Ansteckungsgefahr besteht,
- unter welchen Umständen der Kinderarzt zugezogen werden muss,
- welche allgemeinen Maßnahmen Ihrem Kind helfen können und
- welche homöopathischen Arzneimittel zur Behandlung dieser Krankheit in Frage kommen.

Die wichtigsten Auswahlkriterien für die einzelnen Arzneimittel werden dort beschrieben.

Krankheitsgeschichte (Anamnese)

Bevor Sie nun aber diese Krankheitsbeschreibungen lesen, sollten Sie die aktuelle Krankengeschichte Ihres Kindes noch einmal durchgehen: Betrachten und beobachten Sie den Patienten ganz genau und machen Sie sich Notizen zu allem, was Ihnen auffällt und was vom normalen, gesunden Zustand abweicht.

Überlegen Sie, welche Faktoren die Erkrankung ausgelöst haben könnten (z. B. Sonne, Wind, Schreck), wie das Wetter bei Auftreten der ersten Krankheitszeichen war (z. B. ungewöhnlich warmer Wintertag) und in welcher Geschwindigkeit sich die Krankheit entwickelt hat.

Symptome und Modalitäten

Danach nehmen Sie die Beschwerden des Patienten unter die Lupe. Wie sieht das erkrankte Körperteil aus, wie

fühlt es sich an und was empfindet der Patient in diesem Bereich? **(Lokalsymptome)**
Wie sind die Schmerzen, wie könnte man sie genauer charakterisieren (brennend, stechend usw.), wo und wann treten sie auf? Gibt es Absonderungen und wie sind diese beschaffen (Auswurf, Eiter; Farbe, Geruch)?

Als Nächstes betrachten Sie den ganzen Patienten **(Allgemeinsymptome):** Ist er heiß oder kalt, rot oder blass, trocken oder schwitzig? Welche Seite ist zuerst oder schlimmer befallen? Wie sind sein Appetit und Durst? Bevorzugt er warme oder kalte Getränke? Wie sind Stuhl und Harn, sein Schweiß und sein Schlaf?

Das dritte wichtige Entscheidungskriterium ist die Psyche des Patienten **(Gemüts- und Geistessymptome):** Ist an seiner Stimmung, seinem Verhalten oder seiner Laune etwas auffällig? Ist der Patient in letzter Zeit besonders ängstlich, anhänglich, abweisend, aggressiv oder etwa benommen?
Abschließend überlegen Sie sich, durch welche Faktoren der Zustand des Patienten gebessert oder verschlechtert wird **(Modalitäten).** Haben Wärme und Kälte, frische Luft, Licht oder Ruhe einen Einfluss auf die speziellen Beschwerden oder auf das Befinden des Patienten insgesamt?

Bewertung

Jetzt müssen Sie aus diesen vielen Zeichen die wichtigsten heraussuchen. Was steht im Vordergrund oder gibt es Gemeinsamkeiten bei den Symptome?

> ### Wichtig
>
> **Halten Sie sich immer vor Augen:**
> - **Die auffallenden Symptome: Was ist beim Patienten anders als sonst?**
> - **Die sonderlichen Symptome: Was ist an den Zeichen ungewöhnlich? Friert z. B. der Patient, verlangt aber trotzdem nach frischer Luft, oder hat er einen trockenen Mund, aber keinen Durst?**

Wenn Sie nun die wichtigsten Krankheitszeichen mit dem Arzneimittelbild vergleichen, werden Sie wahrscheinlich nie eine hundertprozentige Übereinstimmung feststellen. Achten Sie jedoch auf eine Übereinstimmung der charakteristischen Zeichen von Arzneimittel und Patient.
Wenn die Entscheidung schwierig ist oder Sie eine Be-

stätigung Ihres Entschlusses suchen, dann finden Sie ab S. 108 das Arzneimittelbild. Hier sind die 30 häufigsten Arzneimittel ausführlicher beschrieben, die aufgrund der Vielzahl und Vielfalt der Symptome bei verschiedenen Krankheiten helfen können. Es kommt auf den zu Grunde liegenden Krankheitsmechanismus, z. B. eine Entzündungsreaktion, und die individuelle Reaktion darauf an: Verschiedene Patienten oder auch die gleiche Person können bei unterschiedlichen Krankheiten das gleiche Mittel erhalten; es können aber auch unterschiedlichen Patienten bei der gleichen Erkrankung unterschiedliche Mittel helfen.

Wie behandle ich mit homöopathischen Mitteln?

Potenz

Homöopathische Arzneien werden potenziert verwendet. Die Potenzstufe wird bei den Zehnerpotenzen mit D und einer Zahl angegeben. Grundsätzlich gilt, dass akute Erkrankungen mit tiefen Potenzen, d. h. niedriger Zahl, behandelt werden und chronische mit hohen Potenzen. Darüber hinaus werden Krankheiten des Körpers und seines Organsystems mit tiefen Potenzen behandelt und solche, die eher von der Psyche ausgehen, mit höheren.

Tiefe Potenzen werden häufig wiederholt; je höher dagegen die Potenz, desto seltener erfolgt die Gabe.
Dieser Ratgeber beschäftigt sich mit akuten Krankheiten. Deshalb werden fast nur die Potenzen D4, D6 und D12 angewendet. Die entsprechende Potenz wird bei den Krankheitsbildern immer mit angegeben und ist unabhängig von der Verabreichungsform als Globuli, Pulver, Tablette oder Lösung.

Einnahmeform und Einnahmemenge

Ich empfehle Ihnen die angegebenen Arzneimittel als Kügelchen, Globuli, zu besorgen. Sie sind bei allen Altersstufen einsetzbar und werden von Kindern sehr gerne genommen. Für Säuglinge – aber nicht nur für sie – ist auch das Pulver (Verreibung = Trituratio) gut geeignet. Man kann damit den feuchten Schnuller oder Finger benetzen. Sie können es auch selbst aus Tabletten oder Globuli herstellen, wenn Sie sie z. B. zwischen zwei saube-

ren Plastiklöffeln zerdrücken. Die alkoholische Lösung (Dilutio) verwenden Sie bitte nicht vor dem dritten Lebensjahr, besser erst bei großen Kindern. Oder Sie verabreichen sie in verdünnter Form, indem Sie einen Tropfen Dilutio auf einen Esslöffel Wasser geben und dies in einer Spritze aufziehen. Hiervon geben Sie dann jeweils fünf Tropfen. Wenn Sie diese flüssige Form für Ihren Säugling bevorzugen, können Sie auch Globuli auflösen. Bitte vergessen Sie nicht, flüssige Arzneimittel vor jeder Gabe kräftig zu schütteln!

Einnahmemengen homöopathischer Mittel

Alter	Menge
0 – 3 Monate	2 Globuli oder 1 Msp. (Messerspitze) Trituratio
4 Monate – 2 Jahre	3 Globuli oder 1 Msp. Trituratio oder ½ Tablette (zerdrückt) oder 5 Tropfen der oben angegebenen Verdünnung
ab 2 Jahre	5 Globuli oder 2 Msp. Trituratio oder 1 Tablette oder 5 Tropfen (in ½ Plastiklöffel Wasser).

Dosierung

Wesentlich für die Wirkung der homöopathischen Arznei ist die Häufigkeit der Einnahme. Das kann man sich dadurch erklären, dass nicht Materie verabreicht wird, sondern Energie,

die die Energie des Patienten anstoßen soll. Zur Verdeutlichung: Wenn Sie Ihr Kind beim Schaukeln anstoßen, hilft es nichts, wenn das fünf Personen tun, sondern am besten kommt es in Schwung, wenn Sie Ihr Kind in gewissen Abständen immer wieder einmal anstoßen. Ist die Schaukel einmal in Schwung, so braucht sie nur noch seltene Impulse.

Auch die Einnahmehäufigkeit der homöopathischen Arznei müssen Sie sofort reduzieren, sobald Sie eine Besserung bemerken. Die Selbstheilung ist dann bereits ausreichend in Schwung gekommen und soll nicht gestört werden.

Geben Sie also in einem akuten Fall zu Anfang halbstündlich eine Gabe bis eine Besserung eintritt, aber dies nur maximal für zwei Stunden, und verlängern Sie dann die Einnahmepausen, um so eher, je besser das Mittel wirkt.

Krankheiten, die sich langsam entwickelt haben, werden sich auch langsamer wieder zurückbilden. Hier empfehlen sich für ein bis drei Tage jeweils drei Gaben und dann für drei Tage je eine Gabe einer D6-Potenz; D12 geben Sie am ersten Tag zweimal, anschließend einmal pro Tag (vgl. Tabelle auf S. 21). Lassen Sie sich durch diese ein wenig kompliziert klingenden Angaben nicht verunsichern. Es ist eigentlich ganz einfach: je akuter die Krankheit, desto öfter die Arznei – je ausgeprägter die Besserung, desto seltener die Gabe.

Schläft Ihr Kind vorzeitig ein, dann setzen Sie die Gaben vorübergehend aus und machen nach dem Aufwachen mit seltenen Gaben weiter, denn das Einschlafen ist meistens ein Zeichen für eine beginnende Selbstregulierung. Sie brauchen und dürfen Ihr Kind also nie zur Arzneimittelverabreichung wecken!

Dosierungsbeispiel bei hochakutem Krankheitsgeschehen

Potenz	1. Tag	2. Tag	3. Tag	4. Tag
D6	maximal 4 Gaben im Abstand von je einer halben Stunde; nächste Gabe nach 1 bis 2 Stunden, dann alle 6 Stunden eine Gabe	3 Gaben	1 Gabe	bei Bedarf 1 Gabe
D12	2 Gaben im Abstand von einer Stunde; dann alle 6 Stunden 1 Gabe	2 Gaben	1 Gabe	bei Bedarf 1 Gabe

Achtung: Schläft Ihr Kind, so machen Sie mit der Verabreichung des Arzneimittels eine Pause!

Dosierungsbeispiel bei langsamer Krankheitsentwicklung						
Potenz	1. Tag	2. Tag	3. Tag	4. Tag	5. Tag	6. Tag
D6	3 Gaben	3 Gaben	3 Gaben	1 Gabe	1 Gabe	1 Gabe
D12	2 Gaben	1 Gabe	1 Gabe	1 Gabe	1 Gabe	1 Gabe

Reaktionen

Tritt nach einer **anfänglichen Besserung** wieder eine Verschlechterung mit genau der gleichen Symptomatik ein, so können Sie den Ablauf der Gaben von Anfang an noch einmal wiederholen, denn Ihr Kind braucht noch mehr Energie. Überprüfen Sie aber die Symptome erneut genau. Denn wenn sie sich geändert haben, braucht Ihr Kind eventuell ein anderes Arzneimittel.

Wenn nach drei bis vier Arzneimittelgaben noch **keine Besserung** eingetreten ist, sollten Sie die Symptome, die Sie notiert haben, nochmals überprüfen und mit den Arzneimittelbildern vergleichen. Nur wenn Sie sich ganz sicher sind das passende Mittel anzuwenden, fahren Sie fort, ansonsten wechseln Sie zu einem anderen Mittel.

In seltenen Fällen kann es nach der ersten Gabe zu einer Verschlimmerung der Symptome kommen **(Erstreaktion)**, beispielsweise zu einem vorübergehenden leichten Anstieg des Fiebers. Dies ist ein gutes Zeichen: Der Körper spricht auf das Arzneimittel an. Sie haben die richtige Wahl getroffen. In diesem Falle setzen Sie alle weiteren Arzneimittelgaben ab und beobachten Ihr Kind. Wird der Ausgangszustand wieder erreicht, so fahren Sie mit seltenen Gaben fort – D6 dreimal täglich, D12 einmal täglich. Es wird sich bald eine Besserung einstellen.

Überdosierung

Eine Überdosierung ist relativ selten. Nehmen Sie oder Ihr Kind aber gleich ein ganzes Fläschchen auf einmal ein oder behalten Sie den anfänglichen Einnahmerhythmus über mehrere Tage bei, geben also mehr als fünf Dosen pro Tag für mehrere Tage, so machen Sie eine so genannte „Arzneimittelprüfung". Das Arzneimittel ist dann nicht mehr in der Lage die Krankheitssymptome aufzuheben.

Einnahmemodus

Achten Sie bitte darauf, dass das homöopathische Arzneimittel nicht unmittelbar vor oder nach dem Essen oder dem Zähneputzen eingenommen wird. Die Aufnahme (Resorption) der Arznei erfolgt nämlich idealerweise über die Mundschleimhaut. Ist diese jedoch noch durch starke Reize von Nahrungsmitteln oder z. B. durch die Minze aus Zahnpasta oder Kaugummi blockiert, dann kann sich die Wirkung nicht voll entfalten. Verabreichen Sie ein Mittel also am besten zehn Minuten vor oder eine halbe Stunde nach dem Kontakt einer anderen Substanz mit der Mundschleimhaut und achten Sie darauf, dass es möglichst lange im Mund bleibt. Tabletten und Globuli werden unter die Zunge gelegt. Bei kleinen Kindern ist das erfahrungsgemäß nicht von so großer Bedeutung.

Wechselwirkungen

Außer den oben genannten kommen bei Kindern kaum Wechselwirkungen mit anderen Mitteln infrage. Auch bei Erwachsenen ist eine Beeinflussung durch Kaffee, Tee, Menthol u. a. bei der Behandlung akuter Krankheiten eher selten. Auch eine schulmedizinische Therapie kann gleichzeitig durchgeführt werden. Davon sollten jedoch beide Therapeuten wissen. Setzen Sie niemals ein verordnetes Medikament ab, ohne vorher mit dem Arzt zu sprechen!

Wie betreue ich mein krankes Kind?

Ruhe und Zuwendung

Versuchen Sie jetzt sich besonders viel Zeit für Ihr Kind zu nehmen, damit Sie den kleinen Patienten intensiv betreuen können. Gehen Sie auf ihn ein, strahlen Sie Ruhe und Souveränität aus und gestalten Sie auch den Tagesablauf ruhig und ganz seinen Bedürfnissen angepasst. Sie haben jetzt endlich einmal so richtig viel Zeit zum Vorlesen, für fantasievolle Spiele und zum Schmusen. Ihr Kind braucht das jetzt – vielleicht braucht es deswegen auch die Krankheit? – und Sie beide können diese innige Beziehung genießen.

Dann wird es wahrscheinlich auch kein so großes Problem sein die erforderliche Bettruhe einzuhalten. Ihr krankes Kind sollte möglichst viel schlafen und auch sonst im Bett liegen bleiben. Es braucht jetzt viel Ruhe – ohne Fernsehen, Radio oder Kassettenrecorder – um sich ganz auf das Bewältigen der Krankheit konzentrieren zu können. Bei Fieber muss Ihr Kind unbedingt im Haus bleiben und darf erst wieder nach draußen, nachdem es mindestens einen Tag fieberfrei war. Konsequentes Verhalten in der Akutphase verkürzt den Krankheitsverlauf und reduziert das Risiko von Komplikationen. Lassen Sie in dieser Zeit Ihr kleines Kind möglichst auch nachts nicht allein.

Bei einer ernsthaften Erkrankung schreiben Sie am besten genau mit Datum und Uhrzeit auf, wie das Fieber verläuft. Notieren Sie auch alles Auffällige. Das hilft Ihnen bei der Arzneimittelwahl – das Mittel und die Reaktion darauf werden ebenfalls genau notiert – und wenn Sie den Arzt doch hinzuziehen müssen. Heben Sie diese Blätter auf. Dann wissen Sie immer, wann welches Kind welche Krankheit hatte und wie es auf welches Arzneimittel reagiert hat.

Rekonvaleszenz

Die Zeit unmittelbar nach der Erkrankung ist für die Harmonisierung der gesamten Person von großer Bedeutung. Machen Sie also bitte – wenn irgendwie möglich – nicht den Fehler, Ihr Kind gleich am Tag nach dem Entfiebern wieder in den Kindergarten oder zur Schule zu schicken.

Die Erholungsphase dauert je nach Schwere der Erkrankung eine bis sechs Wochen und länger. Gönnen Sie Ihrem Kind diese Zeit sich zu stabilisieren. Der kleine Körper und das Immunsystem müssen erst langsam wieder zu Kräften kommen. Schützen Sie Ihr Kind noch mehrere Tage vor Kälte, Hitze, Sonne und Wind sowie vor großen körperlichen Anstrengungen.

Wenn Sie Ihr Kind genau beobachten, werden Sie feststellen, dass es jetzt einen großen Entwicklungsschritt macht, der Sie für all Ihre Mühe belohnt. Auch vorhandene Defizite

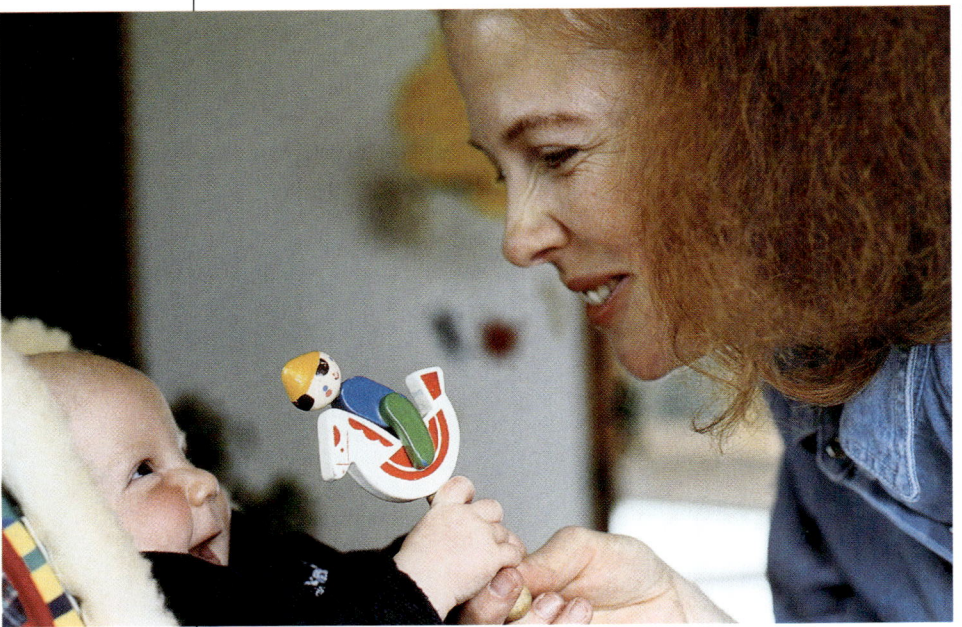

Der kleine Patient braucht besonders viel Zuwendung

können aufgeholt werden und chronische Krankheiten können sich bessern.

Sie brauchen übrigens keine Angst zu haben, Ihr Kind während der Krankheit zu sehr zu verwöhnen. Meistens ist diese intensive Zuwendung ohnehin nur wenige Tage nötig. Damit für Ihr Kind eine Krankheit jedoch nicht erstrebenswert wird, nehmen Sie sich doch einfach einmal kurze Zeit später, an einem „gesunden" Tag, noch einmal genauso viel Zeit zum Schmusen, Lesen und „Verwöhnen" wie an einem „kranken" Tag.

Ernährung

Das kranke Kind wird von sich aus nur selten und wenig Hunger haben. Dies ist eine gute Selbstregulation. Geben Sie ihm nur auf Verlangen leichte Kost: Zwieback, Obst, gedünstetes Gemüse, Kartoffeln oder Reis. Alle eiweißreichen Nahrungsmittel, auch Milch, sollten Sie jetzt meiden, denn der Körper befindet sich in einer eiweißabbauenden Phase und kann damit nichts anfangen. Er würde durch zu viel und zu eiweißreiche Nahrung unnötig belastet. Seine gesamte Kraft braucht der Körper jetzt zur Krankheitsbekämpfung. Für die Verdauung kann er sie jetzt nicht „verschwenden".

Eine Ausnahme bilden kleine Kinder bis zum Alter von 15 Monaten. Sie laufen Gefahr ungenügend ernährt und damit zusätzlich geschwächt zu werden. Daher erhalten sie – außer bei Durchfall – ihre gewohnte Milch mit der gleichen Menge Wasser verdünnt (Halbmilch).

Trinken allerdings muss Ihr Kind viel, insbesondere wenn es Fieber hat. Durch die erhöhte Körpertemperatur gibt der Körper mehr Feuchtigkeit ab und die muss wieder zugeführt werden. Besonders geeignet sind verdünnte Fruchtsäfte und Heilpflanzentees. Sie können diese Tees offen und relativ günstig in der Apotheke kaufen. Wenn nichts anderes angegeben ist, gilt folgende Zubereitung: ein Teelöffel Tee mit einem Viertelliter siedendem Wasser überbrühen und zehn Minuten ziehen lassen, dann abgießen, mit Honig süßen und ein paar Tropfen Zitronensaft zugeben. Bitte verwenden Sie keinen Honig bei Durchfall und geben Sie Säuglingen unter neun Monaten keinen Honig. Bei Krankheitsbeginn und im Fieberanstieg so warm wie möglich trinken lassen, ansonsten mäßig warm.

Kranke Kinder mögen auch gerne Suppe, z. B. eine kräftige Gemüsebrühe oder frische Hühnersuppe. Die Zutaten können Sie als Tiefkühlvorrat anlegen. Wenn der kleine Patient noch sehr schlapp ist, kann er die Brühe trinken, ist er auf dem Weg der Besserung, kann man die geliebten Nudeln, kleingeschnittenes Gemüse und etwas Hühnerfleisch hineingeben.

Mag Ihr Kind lieber etwas Süßes, so probieren Sie es doch mal mit Apfelsuppe. Ein geschälter, kleingeschnittener Apfel wird in einem Viertelliter Wasser weichgedünstet. Dann geben Sie einen gestrichenen Esslöffel feines Vollkornreisschrot dazu, lassen es aufkochen und fünf Minuten ausquellen. Nach Belieben mit Honig, Vanille oder Zimt abschmecken (aus Kurz, Vollwertkost für Kinder, s. Literaturverzeichnis im Anhang).

Aber auch in gesunden Zeiten ist die richtige Ernährung einer der wichtigsten Pfeiler zur Gesunderhaltung und Krankheitsvorbeugung. Denn nur wenn der Körper die Stoffe, die er braucht in der richtigen Qualität und Quantität zugeführt bekommt, wird er in der Lage sein ein Gleichgewicht zu finden.

Stillen Sie Ihr Baby nach Möglichkeit sechs Monate und ernähren Sie es im Anschluss daran ausgewogen und altersgerecht. Besonders wichtig und wertvoll sind frisches Obst und Gemüse, auch als Rohkost und Vollkornprodukte. Verwenden Sie wenig, dafür aber hochwertige Fette (Keimöle, Butter) und seien Sie geizig im Umgang mit Zucker und Salz. Jedoch: Jeglicher Fanatismus ist schädlich!

Die drei „Ws" – Wärme, Wickel, Wasser

Wärme

Neben Ruhe ist Wärme ein wesentlicher Faktor für das komplikationslose Ausheilen von Krankheiten. Wärme hat nichts mit einem überhitzten Zimmer zu tun: hier sollte es eher kühl sein und stündlich kurz gelüftet werden, ohne dass der Patient Zugluft bekommt. Gemeint ist die Bettwärme: so viele Decken wie sie das Kind verlangt und eventuell auch eine Wärmflasche. Erst wenn der Fieberanstieg vorbei ist und der Patient am ganzen Körper „glüht", darf er die Beine aus dem Bett strecken und wird nur noch leicht zugedeckt.

Sind nur einzelne Körperteile betroffen, ist auch hier Wärme vorteilhaft und wohltuend.

Hierzu kann man z. B. warme Halswickel anlegen oder z. B. bei Nebenhöhlenentzündung mit Rotlicht wärmen.

Wickel

Wer es einmal gelernt hat Wickel richtig anzuwenden und wer ihre durchschlagende Wirkung erlebt hat, der wird schnell zu einem überzeugten Anhänger.

Wickel kann man fast überall machen: auf dem Ohr, um den Hals, die Brust, den Bauch und die Beine. Sie kommen warm und kalt, trocken und feucht, mit und ohne Zusätze zum Einsatz.

Für einen Wickel brauchen Sie zwei dünne Baumwolltücher und ein Wolltuch oder einen Wollschal in entsprechender Größe. Das zweite Baumwolltuch ist immer das breiteste und überdeckt das innere, das Wolltuch ist wieder etwas schmaler, damit es nicht auf der Haut kratzt. Die Tücher werden möglichst straff und faltenfrei angelegt. Heiße Wickel müssen Sie immer erst an Ihrer Unterarminnenseite oder Wange auf ihre Verträglichkeit prüfen.

Der Zwiebelwickel hilft sehr gut bei Ohrenschmerzen (s. S. 56), der Wadenwickel bei Fieber (s. S. 42).

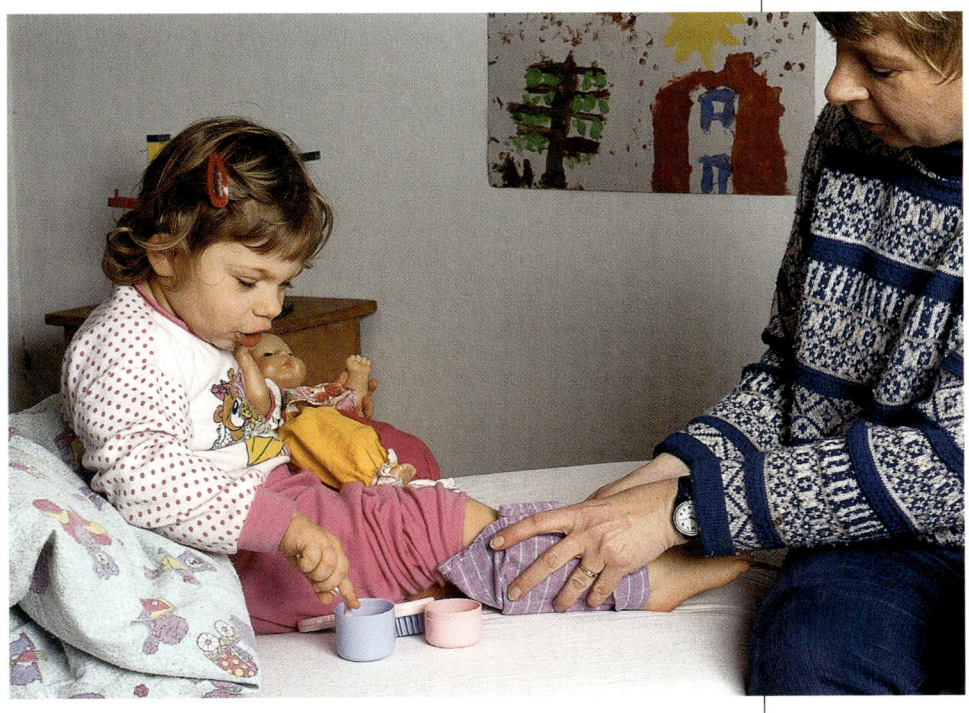

Halswickel

Warme Halswickel wendet man im Anfangsstadium einer Entzündung an, bei Schluckbeschwerden, zur Schleimlösung im Halsbereich und beim Ausheilen der Entzündung um den Prozess zu beschleunigen und zu intensivieren.

Hierfür wird eine halbe unbehandelte Zitrone in einem kleinen Gefäß mit sehr heißem Wasser übergossen. Halten Sie sie mit einer Gabel fest und schneiden Sie die Schale mehrmals zur Mitte hin ein. Dann pressen Sie den Saft aus, indem Sie mit einem Glas auf die Zitrone drücken. Bei behandelten Zitronen verwenden Sie bitte nur den Saft. Mit dem heißen Zitronensaft tränken Sie nun ein Baumwolltuch, dass Sie je nach Halslänge auf circa 6 cm Breite gefaltet haben, wringen es so gut wie möglich aus und legen es so warm wie möglich um den Hals des Kindes. Darüber kommen je ein trockenes Baumwoll- und ein Wolltuch. Der Wickel bleibt mindestens zehn Minuten liegen, auch länger, wenn ihn das Kind als angenehm empfindet oder einschläft. Nach dem Abnehmen des Wickels bedecken Sie den Hals mit einem Seidentuch. Kalte Wickel kommen zur Anwendung, wenn die Entzün-

Wadenwickel sind ein bewährtes Hausmittel bei Fieber

dung ohnehin schon ein Maximum erreicht hat und eher gedämpft werden muss. Die Vorgehensweise hierbei ist genau die gleiche, nur wird das innere Tuch in kühles Wasser getaucht, dem Sie eventuell etwas Salz zufügen können, und so stark ausgewrungen, dass es nicht mehr tropft. Dieser wohltuende Wickel bleibt eine halbe Stunde oder länger liegen, anschließend wird der Hals mit einem Seidentuch geschützt.

Brustwickel

Der beliebteste Brustwickel ist der mit Magerquark. Er hat sich bewährt bei hartnäckigem, festsitzendem Husten, (spastischer) Bronchitis und unterstützend bei einer Lungenentzündung.

Das innere Baumwolltuch wird je nach Größe des Kindes auf 9–15 cm Höhe gefaltet, die oberste Schicht aufgeklappt und der Quark 3–4 mm dick aufgetragen, so breit wie der Brustumfang des Kindes. (Hierauf können Sie noch einige Tropfen Zitronensaft geben.) Dann wird die obere Lage wieder zugeklappt. Der Quark sollte angenehm warm, aber nicht heiß sein. Entweder Sie erwärmen ihn schon vorher ausreichend lange auf der Heizung oder Sie legen den fertigen Wickel für drei bis vier Minuten in den ausgeschalteten, zuvor fünf Minuten lang angeheizten Backofen. Nach Überprüfen der Temperatur legen Sie den Wickel schnell an. Anstatt eines zweiten Baumwolltuches hat sich bei kleinen Kindern ein Stück breite elastische Binde bewährt, die Sie mit Heftpflasterstreifen befestigen. Als äußere Schicht bitte keinen wertvollen Wollschal – er filzt durch den Quark.

Bei größeren Kindern legen Sie die Schichten in umgekehrter Reihenfolge aufs Bett, das Kind legt sich mit der Brust darauf und sie können den Wickel am Rücken schließen. Das Kind wird warm ins Bett eingepackt und schläft aufgrund der eintretenden Linderung meist ein. Daher ist der Brustwickel gut für den Abend geeignet. In diesem Fall kann er bis zum Aufwachen liegenbleiben, ansonsten etwa eine Stunde.

Auch Senfmehlwickel sind eine wertvolle Hilfe bei Bronchitis und Lungenentzündung, sollten aber das erste Mal unter ärztlicher Anleitung und Aufsicht durchgeführt werden.

Bauchwickel

Kinder haben häufig Bauchweh, sei es aus Kummer, im Rahmen eines Allgemeininfektes oder bei Blähungen und Durchfall. In allen Fällen ist ein

Bauchwickel sehr hilfreich, auch weil er dem Kind zeigt, dass es mit seinen Beschwerden ernst genommen wird. Hierzu bereiten Sie heißen Kamillentee – 1 Esslöffel Blüten auf 1/2 Liter Wasser, zehn Minuten ziehen lassen –, gießen ihn auf ein Tuch, wringen es so gut wie möglich aus und legen es auf den Bauch. Darüber kommen wieder ein Baumwoll- und ein Wolltuch. Unterstützt wird das Ganze noch durch eine Wärmflasche.

In leichteren Fällen hilft es auch, etwas Lavendelöl (10%, Wala) auf dem Bauch einzumassieren und den Patienten mit einer Wärmflasche und einer schönen Geschichte ins warme Bett zu packen.

Eine Sonderstellung haben die Abdominalkoliken besonders sensibler 3- bis 5-jähriger Kinder. Diese dürfen nicht zu wichtig genommen werden, um sie nicht zu fixieren. Wenn Ihr Kind also Bauchweh angibt, jedoch unverändert weiterspielt und sich unauffällig verhält, so nehmen Sie das nur zur Kenntnis. Kommt dies allerdings häufiger vor, so machen Sie für mehrere Wochen jeden Tag um die gleiche Zeit, am besten nach dem Mittagessen, einen warmen Bauchwickel mit Schafgarbentee – wie mit Kamille, s.o. – oder

Oxalis-Essenz: 1 Esslöffel Essenz auf 1/4 Liter heißes Wasser. Dieser Wickel bleibt 20 Minuten liegen, anschließend 20 Minuten nachruhen.

Wasser

Mit Wasseranwendungen können Sie viele Krankheiten günstig beeinflussen oder sogar verhindern.

Fußbad

Es ist angezeigt, wenn Ihr Kind durchnässt oder unterkühlt nach Hause kommt. Füllen Sie einen möglichst hohen Eimer zur Hälfte mit Wasser, das als angenehm empfunden wird (37 °C). Dann gießen Sie nach und nach sehr vorsichtig etwas heißes Wasser hinzu. Das ganze dauert etwa eine halbe Stunde und soll immer erträglich sein. Anschließend geht das Kind mit Wollsocken für mindestens eine halbe Stunde ins Bett. Besonders gut wirkt dieses ansteigende Fußbad auch bei beginnender oder bestehender (chronischer) Nebenhöhlenentzündung, Bronchitis, Blasenentzündung und beim Asthmaanfall.

Überwärmungsbad

Ist der Krankheitsverlauf eher schleppend und es geht nichts vor und nichts zurück, so empfehle ich für herzgesunde Kinder ein Überwärmungsbad, eventuell mit Heublumenzusatz. Es kann bei nur mäßig fiebernden Kindern mit dadurch verzögertem Krankheitsverlauf mit Erfolg eingesetzt werden. Das Überwärmungsbad aktiviert den Stoffwechsel, fördert die Durchblutung und beschleunigt den Krankheits- und Heilungsprozess.

Für dieses abgewandelte sogenannte „Schlenz-Bad" richtet man eine Badewanne mit genau derselben Temperatur wie der des Kindes. Messen Sie vorher die Temperatur mit einem Fieberthermometer. Ist das Kind ohne Fieber, soll das Wasser 37 °C haben.

Das Kind legt sich vollständig hinein, nur das Gesicht schaut noch heraus. Nun wird innerhalb von 20 bis 30 Minuten die Temperatur um ein bis anderthalb Grad – bei großen Schulkindern maximal zwei Grad – durch vorsichtiges Zugeben von heißem Wasser erhöht. Dazwischen reiben Sie das Kind einige Male mit einem rauen Waschlappen ab, lassen es kurz aufsitzen und etwas trinken. Anschließend muss es möglichst rasch zum „Nachschwitzen" in ein vorgewärmtes Bett und dort eine Stunde liegenbleiben. Es soll viel warmen Tee trinken.

Kaltwasserabreibung

Sie ist eine bewährte, entspannende Wasseranwendung für den stabilen hochfieberhaften Zustand. Tauchen Sie ein Frotteehandtuch in kaltes Wasser und wringen Sie es kräftig aus. Mit dem Handtuch wird das Kind am ganzen Körper von außen zur Körpermitte hin kräftig und schnell abgerieben. Das muss in einem warmen Raum geschehen, denn das Kind darf nicht frieren. Am Anfang beschränken Sie sich vielleicht auf die Beine, die Arme und den Rücken. Sofort nach dem Abreiben und ohne Abtrocknen zieht das Kind seinen Schlafanzug an und geht ins Bett. Dort entsteht eine angenehm prickelnde Wärme, in der sich das Kind so gut entspannen wird, dass es einschläft. Wenn das Kind stark schwitzt, sollten Sie jedoch nach spätestens einer Stunde den Schlafanzug wechseln, damit es nicht zu sehr auskühlt.

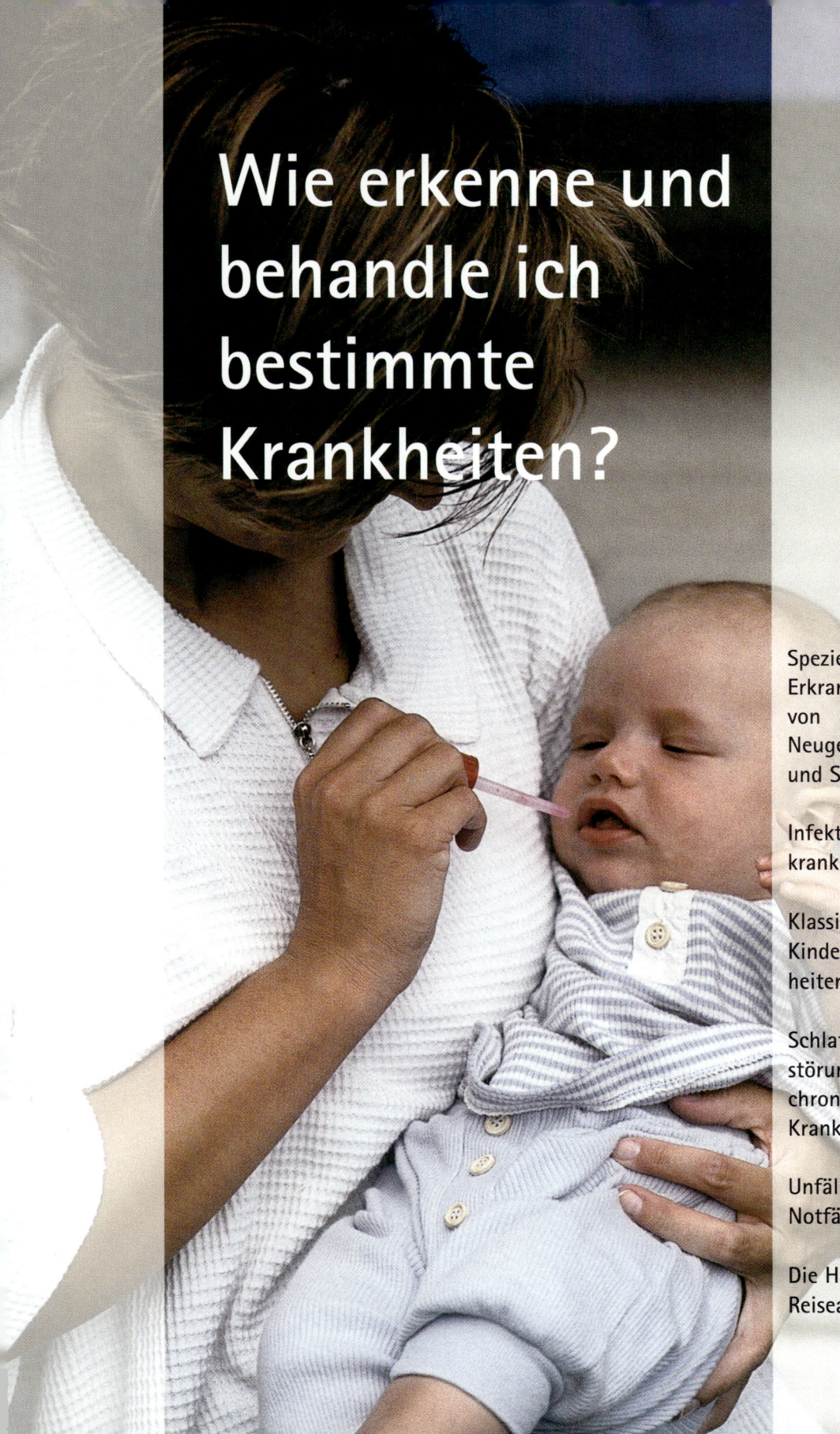

Wie erkenne und behandle ich bestimmte Krankheiten?

Spezielle Erkrankungen von Neugeborenen und Säuglingen

Infektionskrankheiten

Klassische Kinderkrankheiten

Schlafstörungen, chronische Krankheiten

Unfälle und Notfälle

Die Haus- und Reiseapotheke

Spezielle Erkrankungen in der Neugeborenenperiode

Das Neugeborene muss sich – wie die Mutter – erst einmal von der Geburt erholen und sich an das Leben „hier draußen" anpassen. Hierbei kann es zu einigen Störungen kommen. Da der kleine Körper jedoch sehr schnell in große Gefahr kommen kann, ist es wichtig, sich immer gleich mit dem Kinderarzt in Verbindung zu setzen. Deshalb sind die hier aufgeführten Maßnahmen nur unterstützend und nicht als alleinige Therapie ohne ärztlichen Rat zu verstehen!

Geburtsfolgen

Das Arzneimittel, das nach einer Geburt am häufigsten angezeigt ist, ist **Arnica**. Es kommt für Mutter und Kind gleichermaßen infrage. Das Neugeborene braucht diese Arznei, wenn die Geburt mit irgendeiner Form von Trauma (Schock, Stress, Verletzung) in Verbindung steht. Ein physisches und/oder psychisches Trauma liegt wahrscheinlich auch bei den meisten frisch entbundenen Müttern vor: Auch hier ist also die Einnahme von Arnica zu raten.
Jedes Arzneimittel, das die Mutter einnimmt, wirkt über die Muttermilch auch auf das Neugeborene. Das gilt für die ganze Stillzeit. Wenn Sie sich also durch die Geburt stark mitgenommen und verletzt fühlen, so nehmen Sie Arnica. Stress für Sie war in diesem Fall wahrscheinlich gleichbedeutend mit Stress für das Baby. Ihr Kind ist somit in jeder Hinsicht ideal versorgt, wenn Sie es regelmäßig anlegen.

Narkosefolgen

Kam es zu einem Kaiserschnitt in Narkose, dann können Sie **Opium D12** einnehmen: je eine Gabe an den Tagen 1, 2, 3, 5 und 8. Auch hierbei ist die Arzneiwirkung auf das Neugeborene über die Muttermilch erwünscht.

Nervenverletzungen

Kann Ihr Neugeborenes einen Arm nicht richtig bewegen – das kann die Folge einer Verletzung von Nervensträngen sein –, dann verabreichen Sie **Arnica D6** eine Woche 2-mal täglich und im Anschluss daran **Hypericum D12**: eine Gabe täglich so lange, bis eine Besserung eintritt. Das dauert gewöhnlich Wochen. Unbedingt müssen Sie zusätzlich und regelmäßig krankengymnastische Übungen nach Anleitung durchführen.

Kopfgeschwulst

Entweder durch den Geburtsvorgang selbst oder durch den Einsatz einer Saugglocke kann es manchmal zu einer Flüssigkeitsansammlung unter der Haut kommen. Hier ist die Gabe von **Arnica D6** sehr hilfreich: drei und zwei Gaben für je eine Woche, dann einmal zwei Globuli täglich für zwei bis drei Wochen.
Falls sich die Kopfgeschwulst nicht innerhalb von sechs Wochen deutlich zurückbildet, stellen Sie Ihr Kind bitte unbedingt einem Kinderchirurgen vor.

Gesichtsödeme

Durch die andauernde Enge im Geburtskanal kommt es mitunter zu Flüssigkeitsaustritten ins Gewebe des vorangehenden Teiles, also des Kopfes. Das Gesicht Ihres Babys sieht dann verquollen und aufgedunsen aus. Hier hilft **Ledum D6**: zweimal zwei Globuli für eine Woche.

Hydrozele (Wasserbruch)

Dies ist eine Flüssigkeitsansammlung im Skrotum, dem Hodensack, die dadurch entsteht, dass sich eine embryonale Verbindung nicht vollständig geschlossen hat. Geben Sie Ihrem Sohn **Apis D6**: eine Gabe täglich so lange, bis die Flüssigkeit verschwunden ist. Ist nach achtwöchiger Einnahme noch keine Besserung zu verzeichnen, so geben Sie **Pulsatilla D4**.

Achten Sie jedoch darauf, ob der Hodensack manchmal, insbesondere beim Schreien und Pressen, auch dick, fest und nicht mehr durchscheinend ist, sonst handelt es sich in diesem Fall um einen Leistenbruch, der unverzüglich chirurgisch behandelt werden muss.

Brustdrüsenschwellung

Mitunter schwellen die Brustdrüsen des ein bis zwei Wochen alten Babys deutlich an, da der eigene Hormonhaushalt erst ein Gleichgewicht finden muss. Das Wichtigste ist, die Brust in Ruhe zu lassen und auf besonders weiche Kleidung zu achten. Sie können auch mit etwas Watte abpolstern. Sollte es dennoch zu einer Entzündung (Rötung) kommen, so machen Sie feuchte Umschläge mit Brandessenz (WALA; s. auch unter „Verbrühung") und verabreichen eine zerdrückte Tablette **Phytolacca D2** über den Tag verteilt. Zeigen Sie das Kind dem Kinderarzt, falls die Rötung nicht innerhalb von 24 Stunden verschwindet.

Muttermilch-Unverträglichkeit

Erbricht das Neugeborene regelmäßig die geronnene Muttermilch, ist danach erschöpft und hat dabei gelb-grünliche schleimige Stühle, dann geben Sie ihm **Aethusa D3**: zweimal zwei Globuli pro Tag so lange, bis eine Besserung eintritt. Sie können es auch zusätzlich selbst einnehmen. Unterstützend vermeiden Sie selbst bitte Milch und Milchprodukte in Ihrer Ernährung. Nach eingetretener Besserung können Sie versuchsweise zuerst wieder Sauermilchprodukte, z. B. Jogurt, zu sich nehmen.

Neugeborenen-Gelbsucht

Bei vielen Neugeborenen kann man um den dritten Lebenstag eine Gelbfärbung von Haut und Augen erkennen. Diese wird durch das Bilirubin, ein Abbauprodukt des roten Blutfarbstoffes, verursacht, dessen Wert dann regelmäßig kontrolliert werden muss. Zu dieser Zeit kommen ein vermehrter Blutabbau und ein noch unreifes Ausscheidungssystem zusammen. Erst wenn ein bestimmter Wert erreicht wird, besteht die Gefahr, dass das Bilirubin ins Hirn übertritt und Schäden verursachen kann.

Bei einer Gelbfärbung achten sie bitte ganz besonders darauf Ihr Kleines warm zu halten und es regelmäßig anzulegen. Hierzu sollten Sie es ausnahmsweise auch spätestens nach vier Stunden aufwecken. Solange Sie noch nicht viel Muttermilch haben, geben Sie danach noch etwas Tee mit Milchzucker.

Nähert sich der Bilirubinwert einem unteren Grenzwert, bei dem eine Fototherapie – eine Bestrahlung mit Blaulicht zur Förderung des Bilirubinumbaus in der Haut – notwendig wird, so verabreichen Sie **Chelidonium D3** oder fünfmal fünf Tropfen rein wässriger Lösung **Chelidonium Rh D3** Dil. Weleda. Auch während einer Fototherapie können und sollen Sie weiter stillen.

Tränengangstenose

Ist beim Neugeborenen der Tränenabflusskanal im inneren Augenwinkel noch verklebt, so können die Tränen nicht abfließen. Das Auge kann sich deshalb nicht reinigen und es kann immer wieder zu Entzündungen kommen. In diesem Fall geben Sie zweimal täglich **Silicea D6** bis zur Besserung, die Wochen auf sich warten lassen kann. Bei ausbleibender Besserung oder eitrigem Sekret im Auge halten Sie bitte Rücksprache mit Ihrem Kinderarzt.

Spezielle Erkrankungen im Säuglingsalter

Säuglingsschnupfen

Besonders in den Winter- und Übergangsmonaten mit ihren starken Temperaturschwankungen kann sich der Säugling leicht erkälten. Dies äußert sich als erstes in dem Säuglingsschnupfen, der deshalb so lästig ist, weil die verstopfte Nase das Baby beim Trinken behindert. Bei den Erregern handelt es sich meistens um Viren, die durch Tröpfcheninfektion, durch Husten und Niesen also, auf anfällige Personen übertragen werden.

Achten Sie jetzt besonders darauf, dass die Kleidung nicht zu warm und nicht zu kalt ist, sorgen Sie für warme Füße und setzen Sie einem leicht frierenden Säugling auch im Haus eine dünne Mütze auf. Als Nasentropfen eignet sich am besten Muttermilch, die Sie auf einen Plastiklöffel abdrücken, in eine Einwegspritze aufziehen und damit verabreichen. Andernfalls verwenden Sie physiologische Kochsalzlösung (0,9 %) und eine Nasenpipette aus der Apotheke. Streichen Sie die Nase vorsichtig von oben nach unten aus oder verwenden Sie einen Nasensauger, den Sie im Drogeriemarkt oder in der Apotheke erhalten, und geben Sie die Nasentropfen vor jeder Mahlzeit und vor dem Schlafen.

Homöopathische Unterstützung erhalten Sie beim typischen Säuglingsschnupfen mit ständig verlegter Nasenatmung durch **Sambucus nigra D6**: dreimal zwei Globuli so lange wie notwendig. Ist die Nase jedoch überwiegend nachts verstopft und tagsüber dünnflüssig glasig laufend, dann geben Sie Ihrem Säugling **Nux vomica D6**: dreimal zwei Globuli, bis die Beschwerden nachlassen. Den Kinderarzt sollten sie konsultieren, wenn innerhalb von drei Tagen keine Besserung eintritt, das Sekret rahmig gelb wird, ihr Baby Husten oder Fieber bekommt oder sehr unruhig wird.

Windeldermatitis

Es handelt sich bei der Windeldermatitis um gerötete und wunde, nässende Haut besonders an den Stellen, an denen die Haut lange Kontakt mit der schmutzigen Windel hat. Ursachen hierfür können sein: Die Windel wird zu selten gewechselt, Ihr Kind verträgt die Windelsorte nicht – notfalls sollten Sie dann auf Stoffwindeln umsteigen –, der Stuhl ist zu sauer oder Ihr Baby hat besonders empfindliche Haut.

Wechseln Sie die Windel sofort, sobald sich Stuhl in ihr befindet. Reinigen Sie die Haut nur mit warmem Wasser und lassen Sie sie möglichst lange an der Luft trocknen. Sie können sie auch vorsichtig föhnen. Tragen Sie dann eine dünne Schicht Calendula-Babycreme (Weleda) auf. Geben Sie Ihrem Baby kein säurehaltiges Obst oder Gemüse – Zitrusfrüchte, Pfirsiche, Trauben, Tomaten – oder Säfte daraus. Wenn Sie stillen, müssen Sie leider selbst eine Weile

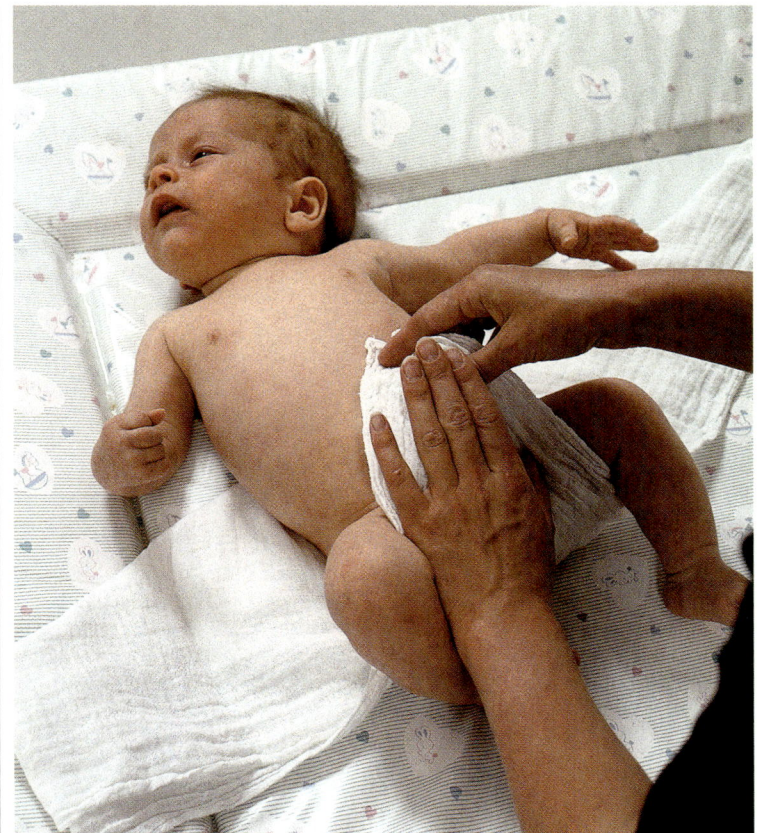

Saubere Windeln und eine sorgfältige Hautpflege unterstützen die Behandlung einer Windeldermatitis

darauf verzichten und auch mit Essig ganz besonders sparsam umgehen. Geeignete Obstsorten sind Äpfel, Birnen und Melonen. Homöopathisch unterstützen können Sie die Behandlung mit **Chamomilla D12**, wenn die Entzündung bei Zahnungsdurchfällen auftritt und das Baby unruhig und unleidig ist.

Wird aus der wunden Haut eine gelbe übelriechende Flüssigkeit abgesondert, die dann Krusten bildet, so geben Sie **Graphites D12**.

Windelsoor

Im Unterschied zu der großflächigen Rötung und Hautabschilferung bei der Windeldermatitis bilden sich hier unzählige winzige Bläschen auf der geröteten Haut, zuerst am Rand der Po- (und Leisten-)Falte, die sich dann im ganzen Windelbereich ausbreiten können, jedoch bevorzugt in die Falten hinein.

37

Der Übeltäter ist ein Pilz, der den gesamten Magen-Darm-Trakt und die Mundhöhle befallen kann. Kontrollieren Sie die Mundhöhle daher auf weiße Beläge, die sich nicht wegwischen lassen. In diesem Fall geben Sie Ihrem Baby die Nosode **Monilia albicans D6**: dreimal drei Globuli pro Tag und zusätzlich **Borax D4 Dilutio**(!). Von der Borax-Lösung nehmen Sie fünf Tropfen auf einen Esslöffel Wasser, ziehen es in einer Spritze auf und geben es über den Tag verteilt. Mundhöhle und Po betupfen Sie mit einem Wattestäbchen, das mit verdünntem Melaleukaöl (Teebaumöl), ein Tropfen auf zehn Tropfen Wasser, getränkt ist.

Wichtig ist ein häufiges Windelwechseln, da sich der Pilz in feucht-warmem Milieu ausgesprochen wohl fühlt. Lassen Sie Ihr Baby deshalb möglichst oft „unten ohne"!

Ist nur der Windelbereich betroffen, so betupfen Sie diesen mit verdünntem Melaleukaöl oder aber mit frischer Molke. Das hierdurch entstehende saure Milieu mag der Pilz überhaupt nicht. Sollte dies nicht helfen, so betupfen Sie den Windelbereich drei Tage lang je einmal mit 0,5 %iger Pyoktaninlösung. Achtung: Sie färbt stark lila, aber sie öffnet die Bläschen und trocknet sie gut aus. Die Nachbehandlung erfolgt wiederum mit Molke.

Ist der Soor sehr hartnäckig oder tritt er häufig auf, so muss ihn der Kinderarzt behandeln und eventuell eine Konstitutionstherapie vornehmen.

„Drei-Monats-Koliken"

Viele Babys weinen respektive schreien im Alter bis zu drei Monaten relativ viel. Früher suchte man die Ursache hierfür bei blähungsbedingten Bauchschmerzen. Diese dürften in vielen Fällen aber eher die Folge des Schreiens sein: Beim Schreien verschlucken die Kleinen Luft, die dann im Bauch drückt.

Zuerst weint das Baby meist, um uns auf ein unbefriedigtes Bedürfnis aufmerksam zu machen. Es hat Hunger, will saugen, es ist müde oder hat den Wunsch nach Körperkontakt. Manchmal fühlt sich das Baby in seiner vollen Windel unwohl, muss aufstoßen, es friert oder schwitzt, liegt unbequem oder es fühlt sich einfach unwohl. Das kleine Kind hat nur eine Möglichkeit sich zu äußern: Es schreit. Wenn wir dieses unbefriedigte Bedürfnis nicht erfüllen, so weint es aus Enttäuschung noch mehr. Überprüfen Sie also bei

Ihrem schreienden Säugling alle infrage kommenden Wünsche. Denken Sie daran, dass es noch gar nicht dazu fähig ist, Sie bewusst zu ärgern! Werden Sie nicht nervös. Manche Babys schreien auch, wenn scheinbar alle Bedürfnisse befriedigt sind. Vielleicht auch, weil sie sich in die „neue Welt" erst eingewöhnen müssen. Das ist nicht die Schuld der Mutter!

Falls Sie dennoch den Eindruck bekommen, Ihr Kleines würde ungewöhnlich viel weinen, dann sprechen Sie bitte mit Ihrem Kinderarzt darüber.

Trotzdem noch einige Tipps: Wenn Herumtragen und Schaukeln in der Wiege oder vielleicht in einer Hängematte nicht helfen, versuchen Sie es doch einmal mit Wippen auf einem großen Gymnastikball, mit einem warmen Bad oder mit dem Massieren des Bäuchleins im Uhrzeigersinn mit Lavendelöl, z. B. mit Oleum lavendulae 10 % (Wala). Bei übermäßigen Blähungen kann **Nicotiana comp.** (Wala) – dreimal täglich zwei bis drei Globuli – helfen.

Cuprum D12, eine Gabe täglich, hilft bei Bauchkrämpfen, bei denen sich das ganze Kind krümmt oder steif macht und dabei eventuell eine bläuliche Gesichtsfarbe bekommt.

Für tatsächliche Blähungen oder Bauchkrämpfe kann, wenn z. B. eine Milchunverträglichkeit vorliegt, auch eine unpassende Ernährung verantwortlich sein. Wenn Sie stillen, gilt das für Ihre Ernährung. Ist dies der Fall, so ist neben Ihrer Diät zwei- bis dreimal täglich eine Gabe **Magnesium muriaticum D6** angezeigt.

Zahnen

Wenn Ihr Kind quengelt, sabbert, auf seiner Faust und allen erreichbaren Gegenständen intensiv herumkaut, dann ist wahrscheinlich ein Zahn auf dem Weg nach draußen. Geben Sie Ihrem Kind dann einen Beißring mit harten Noppen oder einen, der mit ungiftiger Flüssigkeit gefüllt ist und im Kühlschrank gekühlt wurde. Linderung bringen auch eine rohe geschälte und gekühlte gelbe Rübe und das Massieren des Zahnfleisches mit Ihrem (sauberen) Finger, eventuell auch mit einem frischen Salbeiblättchen. Sehr bewährt bei zahnenden Babys, die plötzlich aufschreien, nicht zu beruhigen und überaus unleidig sind, hat sich **Chamomilla D6**, besonders dann, wenn auch eine Wange heiß und gerötet ist oder wenn das Kind leicht fiebert oder an Durchfällen leidet.

Magnesium phosphoricum D6 hilft, wenn die Beschwerden zwar durch Reiben und Druck gebessert werden, das Kind aber Kälte ablehnt. Es ist dann reizbar und ängstlich.

„Speikinder"

Viele Babys erbrechen regelmäßig nach der Milchmahlzeit wieder einen mehr oder weniger großen Teil ihrer Nahrung. Solange es ihnen dabei gut geht und sie an Gewicht zunehmen, liegt das Problem, häufiges Wischen und Waschen, eher auf Ihrer Seite. Oftmals war die getrunkene Milchmenge einfach zu groß und der letzte Schluck kommt beim Aufstoßen wieder heraus.
Aufpassen müssen Sie, wenn es Ihrem Säugling schlecht geht
 – dann sofort zum Kinderarzt! – oder er nicht mehr ausreichend zunimmt. Hierfür gibt es verschiedene mögliche Ursachen. Schwappt die Milch einfach wieder heraus oder spuckt das Baby im Liegen große Mengen, dann ist hierfür wahrscheinlich ein (noch) ungenügender Verschluss des Mageneinganges verantwortlich. Erhöhen Sie das Kopfende des Babybettes durch einen Keil unter der Babymatratze oder durch Bücher unter den Bettfüßen. Um das Abrutschen zu verhindern, ziehen Sie eine zusammengerollte Decke unterhalb des Babypopos quer durch das Bettchen und fixieren sie seitlich. Tagsüber können Sie Ihr Baby auch in eine Wippe mit leicht erhöhtem Kopfteil legen. Füttern Sie öfter und kleine Portionen. Manchmal muss die Nahrung zusätzlich angedickt werden. Besprechen Sie das bitte mit Ihrem Kinderarzt. Riecht das ganze Kind säuerlich und sind die Stühle gleichzeitig wäßrig, hell-grün und sauer riechend, so geben Sie unterstützend **Magnesium carbonicum D12.**
Bei anderen Babys kommt das Erbrochene hingegen wie ein Schwall und schießt wie aus einem Hydranten weit über die Schulter der Mutter. Dies liegt an einer Verkrampfung des Pförtnermuskels am Magenausgang mit ungenügender, unkoordinierter Öffnung. Mitunter helfen viele kleine Mahlzeiten. Homöopathisch sollten Sie in diesem Fall einen Versuch unternehmen mit **Cuprum D30**: nur einmal drei Globuli pro Woche (!).
Sprechen Sie auf jeden Fall mit Ihrem Kinderarzt, wenn Ihr Baby weniger als 150 Gramm pro Woche zunimmt oder an akutem Erbrechen, eventuell mit Fieber, leidet.

Infektionskrankheiten und Verdauungsstörungen

Fieberhafter grippaler Infekt

Wie ich bereits im einführenden Teil des Buches erläutert habe, ist Fieber an sich keine Krankheit, sondern lediglich das Zeichen für eine gesunde Abwehrreaktion des Körpers. Daher darf es unter normalen Umständen nicht unterdrückt werden. Bis 38,0 °C spricht man von erhöhter Temperatur, bis 38,5 °C von leichtem und ab 39,5 °C von hohem Fieber bei rektaler Messung, also im Po. Kleine Kinder im Kindergartenalter haben häufig grippale Infekte mit hohem Fieber, denn sie müssen sich jetzt vermehrt mit den Keimen in ihrer Umwelt auseinandersetzen und reagieren meist noch gut. Die Infekte werden fast immer durch Viren ausgelöst und durch Tröpfcheninfektion, also durch Sprechen und Husten, übertragen. Antibiotika wirken nur gegen Bakterien und sind hier in mehrfacher Hinsicht sinnlos.

Ist das Fieber noch im Steigen und friert Ihr Kind, dann decken Sie es warm zu. Machen Sie ihm einen warmen Tee aus Linden- und Holunderblüten, die Sie zu gleichen Teilen mischen. Von der Mischung geben Sie einen gehäuften Teelöffel in einen Viertelliter kochendes Wasser und seien nach zehn Minuten ab. In den auf Trinktemperatur abgekühlten Tee geben Sie dann Honig und Zitronensaft. Lassen Sie Ihr Kind viel trinken und geben Sie ihm – aber nur auf Verlangen – nur leichte Kost.

Fiebersenkende Maßnahmen sind nur angezeigt, wenn das Kind nicht ausreichend trinken kann, weil es durch das Fieber zu sehr mitgenommen ist. Das kommt besonders bei sehr kleinen Kindern vor. Als fiebersenkendes Mittel und zur Flüssigkeitszufuhr hat sich für diesen Fall ein Einlauf bewährt. Hierfür füllen Sie ein Gummiklistier aus der Apotheke mit lauwarmem Wasser, dem Sie eine Prise Salz zugesetzt haben. Diese Salzlösung soll so salzig schmecken „wie Tränen". Geben Sie einen Klecks Creme

Wichtig

Bei Fieber gehört jedes Kind ins Bett; es braucht Ruhe und liebevolle Zuwendung. Ist es unruhig, so bereiten Sie ihm eine Tasse Melissentee.

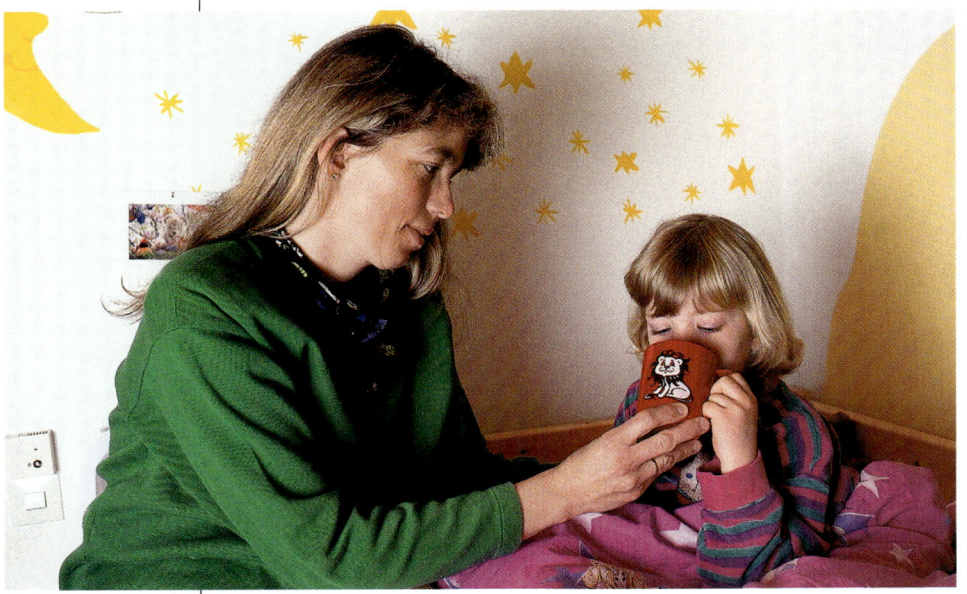

auf die Klistierspitze, führen Sie sie vorsichtig tief in den After ein, und entleeren Sie sie mit einem kräftigen Druck auf den Ballon. Säuglinge erhalten bis zu 100 ml Flüssigkeit, Kleinkinder bis zu 200 ml und Schulkinder bis zu 500 ml. Bei Bedarf kann die Anwendung alle sechs Stunden wiederholt werden. Die Salzlösung wird vom Körper aufgenommen, senkt das Fieber und stabilisiert den Kreislauf.

Ein Einlauf hilft auch, wenn das hoch fiebernde Kind keinen Schlaf findet. Schlafen ist zur Erholung des Kindes – und der Eltern! – dringend nötig. Für Schlaf sorgt auch ein Wadenwickel (Beinwickel), aber nur, wenn die Waden auch richtig heiß sind. Legen Sie ein Baumwolltuch mehrmals längs zusammen, je nach Unterschenkellänge Ihres Kindes, tauchen Sie es in lauwarmes Wasser und wringen es so aus, dass es nicht mehr tropft. Dann wickeln Sie es möglichst glatt und straff um den Unterschenkel Ihres Kindes. Darüber kommt ein Wollschal, der etwas schmäler sein soll, damit er nicht kratzt. Nun ist das zweite Bein an der Reihe. Lassen Sie die Wickel zehn Minuten bis maximal eine halbe Stunde liegen, und machen Sie spätestens nach dem zweiten Wechsel eine längere Erholungspause.

Bei jedem beginnenden Fieber, Erkältung oder Entzündungszeichen verabreichen Sie als erstes eine Gabe **Aconitum napellus D6**.

Wann der Kinderarzt gerufen werden muss

Bitte verständigen Sie sofort Ihren Kinderarzt, wenn Ihr Kind schwer krank ist und zwar unabhängig davon welche Krankheitszeichen vorhanden sind! In diesem Fall machen Sie bitte keine Anwendungen und geben Sie keine Medikamente – auch keine Fieberzäpfchen –, denn das könnte das Krankheitsbild verfälschen!
Sprechen Sie auch mit Ihrem Kinderarzt,

- wenn Ihr Kind länger als drei Tage hohes Fieber hat,
- es über Kopfschmerzen oder über Schmerzen in der Wirbelsäule beim Vorbeugen klagt,
- wenn bei hohem Fieber kleine blutunterlaufene rote Flecken auftreten (sofort!),
- wenn Ihr Kind wiederholt erbricht,
- wenn es auffällig atmet,
- wenn sich sein Zustand zusehends verschlechtert
- und wenn Sie sich unsicher sind.

Geben Sie Ihrem Kind kein Aspirin!

Plötzlicher, stürmischer Krankheitsbeginn

■ **Aconitum napellus D6** behalten Sie vorerst bei, wenn der Krankheitsbeginn urplötzlich kam und das Fieber rasant, meist unter Schüttelfrost, angestiegen ist. Der Patient friert, hat meist Durst und seine Haut ist eher blass, heiß und trocken. Oft ist er auch unruhig und ängstlich. Meist ist Aconitum nur am ersten Tag angezeigt.

■ Eine häufige sogenannte Folgearznei von Aconitum ist **Belladonna.** Typisch hierfür ist ebenfalls ein sehr plötzlicher rasanter Fieberanstieg mit hohen Temperaturen. Die Haut ist hier jedoch rot, heiß und

schwitzig-feucht („dampfend"), wobei Hände und Füße kalt sein können. Das Kind ist erregt oder benommen und neigt zum Fantasieren. Es ist empfindlich gegen Licht, Lärm und Berührung und hat wenig Durst. Wenn es Schmerzen hat, so haben diese meist pochenden Charakter. Der Infekt ist eine Folge von Kälte oder aber von übermäßiger Sonnenbestrahlung. Belladonna D6 kann sofort – nach frühestens 10 Minuten – auf die erste Gabe Aconitum folgen, wenn Sonne der Auslöser ist, oder der Krankheitsbeginn schon etwas zurückliegt und überwiegend Belladonna-Zeichen vorhanden sind. Ansonsten warten

Sie mit der Gabe von Belladonna, bis der Fieberanstieg zum Stillstand gekommen ist, das Kind nicht mehr friert und zu schwitzen beginnt.

Auch für die Arzneimittelbilder der folgenden drei Mittel ist ein plötzlicher Fieberanstieg typisch, aber nicht ganz so stürmisch und so hoch wie bei den ersten beiden. Gemeinsam ist ihnen auch die nächtliche Verschlimmerung.

■ Das Arzneimittelbild von **Chamomilla D6** zeichnet sich durch einen anfallsartigen Verlauf aus, bei dem sich plötzliche Schreiattacken und relatives Wohlbefinden abwechseln. Auch der Temperaturverlauf ist stark schwankend, wodurch es zu einem ständigen Wechsel zwischen Frieren und Schwitzen kommt. Auch unabhängig vom Zudecken kann man dem Kind kaum etwas recht machen. Es ist gereizt, quengelt und mag sich selbst nicht. Seine Haut, besonders die der Stirn, ist heiß und feucht, oft ist eine Wange gerötet. Häufig – aber nicht nur – hilft Charmomilla in der Zeit des Zahnens.

■ Typisch für **Ferrum phosphoricum D12** ist ein nun – im Gegensatz zum „normalen" Verhalten – übersensibles, zu Schwäche, Atemnot und Erbrechen neigendes Kind. Seine Haut ist trocken und heiß, Hände und Füße sind kalt und im Gesicht wechseln sich Rötung und Blässe ab oder es zeigen sich rote Flecken. Oft sind viele große Lymphknoten tastbar. Trotz des hohen Fiebers und des reduzierten Allgemeinbefindens sind keine besonderen und für ein bestimmtes Arzneimittel typischen Krankheitszeichen zu erkennen.

■ Bei **Rhus toxicodendron D6** ist die Erkrankung oft durch Nässe und Kälte ausgelöst, auch durch Auskühlung nach dem Schwitzen. Der kleine Patient ist zwar unruhig, aber kaum ängstlich und wirkt eher wie betäubt. Seine Zunge ist trocken und belegt, die Zungenspitze ist rot. Häufig treten Fieberbläschen an den Lippen (Herpes labialis) auf. Außerdem leidet er an Muskel- und Gelenkschmerzen, die sich bei Bewegung bessern. Das erklärt auch den hierfür typischen auffallend unruhigen Schlaf.

Krankheitsbeginn morgens, plötzlich oder langsam

■ Bei **Eupatorium perfoliatum D6** geht die Erkrankung ebenfalls mit starken Muskelschmerzen einher, hier geht der Schmerz jedoch bis in die

Knochen, als ob sie alle zerschlagen wären. Der Kranke hält sich daher möglichst still. Am schlechtesten geht es ihm morgens. Trotz des Fiebers schwitzt er wenig und fröstelt eher, hat jedoch viel Durst. Mitunter leidet er an Übelkeit und muss alles erbrechen, wonach es ihm besser geht. Krankheitsauslöser ist oft kaltes Wetter.

Langsamer Krankheitsbeginn

Bei den folgenden beiden Arzneimitteln entwickelt sich die Erkrankung langsam, oft sogar über Tage hinweg.

■ **Gelsemium sempervirens D12** ist charakteristisch für einen schleppenden Krankheitsverlauf mit immer wiederkehrendem Fieber, das jedoch selten über 39 °C steigt. Das Kind fröstelt und ist ständig schläfrig, schwach und zittrig, sogar die Augenlider sinken herab. Am Nachmittag ist alles am schlimmsten. Obwohl es auch geistig wie gelähmt wirkt, ist es reizbar und will am liebsten allein sein. Auffallend ist auch, dass das Kind keinen Durst verspürt, obwohl seine Lippen trocken sind.

Ihr Kind hat sich bei feuchtwarmem Wetter erkältet, oft bei einem Warmlufteinbruch im Winter, mitunter passen die Symptome aber auch auf eine Sommergrippe.

■ **Bryonia D6** zeichnet sich dadurch aus, dass sich alle Symptome durch Bewegung verschlechtern. Daher will sich der Kranke nicht bewegen. Sein Gemütszustand ist eine Steigerung von dem bei Gelsemium: Er ist abweisend, leicht reizbar und will unter allen Umständen in Ruhe gelassen werden! Ansonsten neigt er zu Verstopfung, hat trockene aufgesprungene Lippen und großen Durst auf viel kaltes Wasser. In frischer Luft geht es ihm besser. Können Sie sich zwischen den beiden letztgenannten Arzneimitteln nicht entscheiden, dann geben Sie dreimal täglich Gelsemium comp. (Wala).

■ Als „Vorbeugung" in letzter Sekunde können Sie **Camphora** geben, wenn Ihr Kind zu lange in der Kälte gespielt hat, jetzt kalte Hände und Füße hat und die Heizung sucht. Vielleicht ist es bedrückt und ängstlich und muss schon ein paar Mal niesen. Machen Sie ihm sofort ein ansteigendes Fußbad, einen warmen Tee, legen Sie es mit Socken und Wärmflasche ins Bett und geben ihm viermal drei Tropfen Camphora D1 im Abstand von einer Viertelstunde.

45

Atemwegsinfekte

Die oberen Atemwege sind eine häufige Eintrittspforte für Krankheitserreger. Sie sind reich an Lymphgewebe und erfüllen somit eine wichtige Barrierefunktion.

Schnupfen

Schnupfen an sich ist mehr lästig als bedrohlich, aber dennoch ist er ein Zeichen dafür, dass der Gesundheitszustand angegriffen ist und beobachtet werden muss.

Der Infektschnupfen kommt dadurch zu Stande, dass durch einen äußeren Reiz, z. B. durch Kälte, die Abwehrkräfte an einem besonders anfälligen Ort – hier der Nasenschleimhaut – geschwächt werden. Hier können nun Viren oder Bakterien eindringen. Der Körper versucht dann die Eindringlinge durch eine Entzündungsreaktion – Schwellung, Rötung, Absonderung, Schmerz – wieder loszuwerden.

Bei Säuglingen und Kleinkindern ist ein Dampfbad wegen der Gefahr einer Verbrühung viel zu gefährlich. Deshalb stellen Sie den Topf mit viel kochendem Wasser, in das Sie ein bis zwei Esslöffel Kamillenblüten geben, ans Kopfende des Gitterbettchens – natürlich unerreichbar! Erst größere Schulkinder können mit einem großen Handtuch über dem Kopf über einer Schüssel inhalieren. Der Dampf soll nur so heiß sein, dass das Einatmen durch die Nase noch angenehm ist.

Als Nasentropfen verwenden Sie isotone Kochsalzlösung (0,9%), die Sie in eine Spritze aufziehen und in ein Fläschchen mit Nasenpipette – täglich auskochen! – oder besser eine Sprühflasche umfüllen. Auch Emser Sole hat sich sehr bewährt. Das verflüssigte Sekret kann abgeschneuzt oder mit einem Nasensauger entfernt werden. Aber bitte nie mit zu hohem Druck oder gegen Widerstand schneuzen! Kinder ab fünf Jahren können den Umgang mit der Siemens-Nasendusche (Apotheke) erlernen. Damit können die Nasenschleimhaut und die Eingänge zu den Nebenhöhlen hervorragend gereinigt werden.

Beruhigend für die Schleimhäute wirkt Panthenol-Nasensalbe, die Sie vor dem Schlafengehen in jedem Nasenloch und um den Naseneingang verreiben.

▶ Unser Tipp

Unterstützen Sie den Körper dadurch, dass Sie auf warme Füße achten und viel trinken lassen, sowie durch Kamillendampfbäder und geeignete Nasentropfen.

Fließschnupfen

■ Geben Sie Ihrem Kind **Aconitum D6,** wenn der Schnupfen plötzlich auftritt, die Nase heiß und rot und innen angeschwollen ist und auch das wässrige Sekret als heiß empfunden wird.

■ Tritt der Schnupfen plötzlich auf, aber mit einem pochenden Gefühl in der Nase, Kopfdruck und Benommenheit, so geben Sie **Belladonna D12.**

■ Bei wässrigem Schnupfen ist **Arsenicum album D12** angezeigt, wenn das Sekret brennend ist und Naseneingang und Oberlippe wund macht. Das Kitzeln in der roten und heißen Nase führt zu häufigem Niesen. Das Kind ist verfroren und ängstlich und sucht die Heizung. In der Kälte geht es ihm schlechter.

■ Auch **Allium cepa D6** ist für dünnen, wund machenden Schnupfen geeignet. Typischerweise geht es dem Kind aber draußen in der Kälte besser und es hat leicht gerötete, tränende Augen.

■ **Euphrasia D4** sollten Sie geben, wenn die Augen stark gerötet und gereizt sind, wenn sie tränen und brennen. Das führt häufig zu Lichtscheu. Das Nasensekret ist mild und reichlich. Meist geht es dem Kind in der Kälte schlechter.

Stockschnupfen

■ **Nux vomica D6** ist passend bei auffallend verfrorenen und gereizten Kindern, deren Nase nachts und in kalter Luft verstopft und trocken ist, tagsüber und im warmen Zimmer zu „laufen" beginnt. Ein Juckreiz löst heftiges Niesen aus.

■ Ein Sekret, das dicke, gelbe, lange Fäden zieht oder die Naseneingänge dick verstopft oder dicke, harte Borken bildet, ist charakteristisch für **Kalium bichromicum D6.** Oft entwickeln sich im weiteren Verlauf Husten und ein Stirnkopfschmerz, der auf eine Beteiligung der Nasennebenhöhlen hinweisen kann.

Eitriger Schnupfen

■ Ist **Pulsatilla D12** angezeigt, so handelt es sich um einen Schnupfen, bei dem die Nase nachts und im warmen Zimmer verstopft ist und morgens dick und gelb zu laufen anfängt. Das Kind ist weinerlich, hängt an Mamas „Rockzipfel" und fühlt sich an der frischen Luft am wohlsten.

■ **Hepar sulfuris D12** hilft, wenn Ihr Kind dazu neigt sich in kalter Luft eine „Rotznase" mit dickem, schleimig-gelbem Sekret zu holen. Besser geht es ihm in feuchter Wärme. Hier besteht die Gefahr einer Ausbreitung der eitrigen Entzündung auf Ohren, Bronchien oder Nebenhöhlen.

■ Fällt Ihnen auf, dass das grün-gelbe Nasensekret und die nachts auftretenden Schweiße Ihres Kindes unangenehm riechen, dann geben Sie ihm **Mercurius solubilis D12.**

Nasennebenhöhlenentzündung

Sie entwickelt sich im Verlauf eines Schnupfens oder sofort, wenn Keime in die Nebenhöhlen gelangen oder gepresst werden und die Schleimhäute dort und in den Zugängen anschwellen und Sekret bilden. Es entsteht ein drückender, dumpfer Kopfschmerz im Bereich der Stirn oder der Wangenknochen, der durch Klopfen auf den befallenen Bezirk lokalisiert werden kann. Gute Dienste erfüllen hier Nasentropfen oder Nasenspülungen mit Kochsalzlösung (0,9%) sowie eventuell Kamillendampfbäder (s. o.) und ansteigende Fußbäder. Sehr wichtig ist es Kopf und Gesicht unbedingt warm zu halten und auch für mindestens zwei Wochen nach Ausheilung keiner Zugluft auszusetzen. In dieser Zeit lassen Sie also Ihr Kind bitte nicht Rad fahren.

■ Sie geben **Aconitum D6** gleich zu Beginn der Erkrankung, besonders wenn sich die Krankheit stürmisch entwickelt;

■ **Belladonna D6** hilft bei heftigen und pochenden Kopfschmerzen;

■ **Hepar sulfuris D6** bei verstopfter Nase mit dickem, grün-gelbem Schleim und extremer Kälteempfindlichkeit;

■ **Kalium bichromicum D6** bei zähem gelbem Schleim, eventuell mit blutenden Krusten, nasaler Stimme und Völlegefühl;

■ **Arnica D12** bei eitrigem Schnupfen mit ausgeprägten Schmerzen in den Wangen sowie einer deutlichen Kreislaufschwäche;

■ **Silicea D12** bei feinen, zarten, weichen, anfälligen Kindern, bei denen die Nebenhöhlenentzündung zu einem chronischen Verlauf neigt;

■ **Luffa D6** bei verstopfter Nase (eventuell mit blutigen Borken) und starken Kopfschmerzen, besonders im Stirnbereich, allgemeiner Neigung zum Ermüden und Apathie.

■ **Cinnabaris D6** wenden Sie an, wenn die Symptome mit übel riechenden Absonderungen denen von Mercurius solubilis entsprechen, jedoch Kopfschmerzen, eine Berührungsempfindlichkeit der Nase und ein Druckgefühl auf der Nasenwurzel hinzukommen. Oft ist eine zähe, übelriechende Schleimstraße im Rachen spürbar.

Wenn sich die Nebenhöhlenentzündung nicht innerhalb von zwei Tagen verbessert oder Fieber und Schmerzen Besorgnis erregend werden, so benachrichtigen Sie bitte Ihren Arzt. Sollte Ihr Kind wiederholt an derartigen Entzündungen leiden, so rate ich zu einer Konstitutionstherapie.

Husten und Bronchitis

Husten entsteht durch eine Schleimhautreizung im Bereich der Atemwege. Er hat die Aufgabe diesen Reiz wieder zu entfernen. So ist der Husten also durchaus sinnvoll um z. B. Staubpartikel oder Schleim und Krankheitserreger wieder heraus zu befördern. Er darf daher auch nicht unterdrückt werden, denn sonst gelangen diese Partikel, Schleim oder Erreger in die Lunge, wo sie dann schwer wiegende Entzündungen auslösen können. Auch die Schleimbildung gehört mit zu diesem Mechanismus und soll helfen die Erreger, fast immer Viren, wieder loszuwerden. Dieses Abwehrsystem gilt es also zu unterstützen und nicht durch konventionelle Hustensäfte zu unterdrücken. In die-

sem Sinne wirkt z. B. Pulmonium-Saft (Wala).

Beruhigend und hilfreich für die Schleimhäute ist auch eine hohe Luftfeuchtigkeit. Stellen Sie also einen dampfenden Wassertopf neben das Bett Ihres Kindes und hängen Sie feuchte Tücher über und um das Bettchen. Verzichten sie auf mentholhaltige Zusätze, denn die reizen die Schleimhäute der Kinder häufig. Auch Pfefferminze ist zu stark und darf in den ersten drei Lebensjahren weder zum Inhalieren noch als Tee angewendet werden. Sie könnte eine Atemnot bewirken! Geben Sie lieber einen Tropfen Lavendelöl aufs Kopfkissen oder reiben Sie die Brust Ihres Kindes damit ein.

Bedenken Sie, dass Kuhmilch die Schleimbildung fördert und bei Husten lieber durch Tee ersetzt werden sollte. Motivieren Sie Ihr Kind möglichst viel zu trinken um den Schleim zu verflüssigen.

Als **Hustentee** bewährt hat sich eine Mischung aus Eibischwurzeln (Radix Althaeae), Hagebutten (Fructus Cynosbati), Huflattich (Folia Farfarae), Spitzwegerich (Herba Plantaginis lanceolatae) und Thymian (Herba Thymi). Lassen Sie die Zutaten zu gleichen Teilen mischen, geben Sie einen Teelöffel davon auf einen Viertelliter

Unser Tipp

Bei quälendem Husten und starker Verschleimung bewirken auch Brustwickel Wunder, entweder mit Quark oder – nach dem gleichen Prinzip – mit angewärmtem Schweineschmalz.

49

kochendes Wasser und seien Sie nach 10 Minuten ab. Säuglinge erhalten den abgekühlten Tee löffelweise, ältere Kinder trinken drei bis vier Tassen über den Tag verteilt, ab einem Alter von neun Monaten mit Honig gesüßt.

Eine gute hustenlindernde und heilende Wirkung haben auch die Inhaltsstoffe der Zwiebel. Mischen Sie feingehackte Zwiebel mit der gleichen Menge Honig und geben Sie von dieser Mischung dreimal täglich einen halben bis einen ganzen Teelöffel pur oder in Tee.

Für die homöopathische Behandlung von Husten kommt eine sehr große Anzahl von Arzneimitteln infrage. Ich habe mich hier auf die wichtigsten und die am häufigsten angezeigten beschränkt. Versuchen Sie hierunter das passendste zu finden.

Geht der Husten mit Fieber einher, so kommen auch die unter „Fieberhafter grippaler Infekt" beschriebenen Arzneimittel infrage. Bitte seien Sie nicht enttäuscht, sondern bitten Sie einen Fachmann um Rat, wenn Ihre Bemühungen keinen Erfolg zeigen. Er wird Ihnen bestätigen, dass die homöopathische Therapie des Hustens relativ schwierig ist.

Trockener Reizhusten

■ Geben Sie Ihrem Kind **Aconitum D6,** wenn es unter einem ständigen, quälenden trockenen Husten leidet. Die Hustenstöße sind kurz, hart und bellend und gehen mit Angst und Unruhe einher. Der Husten beginnt plötzlich und meist bei trockener Kälte. Das Kind hat viel Durst und klagt über ein brennendes Gefühl im Hals oder dass sein Hals wie „zugeschnürt" sei. Auch die Brust kann sich trocken, heiß und eingeengt anfühlen. Nachts ist der Husten am schlimmsten, besonders um Mitternacht. In frischer Luft wird er besser.

■ Ihr Kind **benötigt Bryonia D6,** wenn der Husten hart, rau und bellend ist und mit Schmerzen hinter dem Brustbein einhergeht. Sie werden als stechend oder „wie wund" beschrieben und das Kind hält sich beim Husten mit beiden Händen die Brust. Tagsüber, durch Bewegung oder durch Wärme und beim Essen und Trinken wird alles schlimmer. Besser wird es, wenn das Kind kaltes Wasser trinkt; davon verlangt es große Mengen. Manchmal treten auch Kopfschmerzen auf. Immer ist das Kind brummig und abweisend und will am liebsten in einem kühlen Raum ruhig liegen.

Achtung: Das kann auf Lungenentzündung hinweisen!

■ **Drosera D6** hilft Ihrem Kind bei heftigen, plötzlich einsetzenden, krampfartigen Hustensalven. Sie wiederholen sich schnell und sind so quälend, das das Kind dabei schwitzt, eventuell würgt und die letzte Mahlzeit erbricht und sein Gesicht möglicherweise blau-rot anläuft. Größere Kinder meinen einen Krümel im Hals zu haben. Drosera hilft besonders gut beim Husten der Neugeborenen und Säuglinge. Am schlimmsten ist der Husten nach Mitternacht und nach kalten Getränken. Er wird nach dem Hinlegen sofort oder allmählich schlimmer. Besser geht es in der frischen Luft.

■ Bei fast pausenlosem krampfartigem, trockenem, bellendem Kitzelhusten, der vor allem nachts auftritt, geben Sie **Rumex D4.** Das Kind meint von einer Feder im Hals gekitzelt zu werden und empfindet den Husten als brennend oder wund machend. Oft bestehen auch Heiserkeit, ein Schnupfen und ein Niesreiz. Bei Berührung am Hals und insbesondere durch Kälte wird alles schlimmer. Deshalb zieht sich das Kind typischerweise die Bettdecke über den Kopf.

■ Beginnt alles mit einem wässrigen Schnupfen, der sich zur Bronchitis entwickelt, dann hilft **Sticta pulmonaria D4.** Der Husten ist trocken und bellend, tritt besonders abends und nachts auf und beim Hinlegen auf. Hals und Rachen fühlen sich trocken an. Das Kind ist sehr empfindlich gegen kalte Luft.

■ **Phosphorus D6** wirkt bei einem quälenden, kitzelnden und harten Husten. Er kann trocken sein oder einen gelben eventuell mit Blutfäden durchzogenen Auswurf produzieren. Das Kind klagt über brennende Schmerzen und ein Engegefühl, so, als läge ein Gewicht auf seiner Brust. Auffallend ist sein Verlangen nach eiskalten Getränken. Das Kind ist erschöpft und kann auch eine raue oder leise Stimme bekommen. Wärme und Zuwendung bessern seinen Zustand, durch Temperaturwechsel wird er schlechter.

Sekretreicher Husten mit Rasseln

■ Geben Sie **Ipecacuanha D6** bei einem rasselnden, keuchenden, eventuell pfeifenden Husten, der mit Brechreiz oder Erbrechen einhergeht. Das Schleimrasseln ist bereits beim Atmen zu hören, der Husten ist jedoch wenig produktiv und erschöpfend. Das Kind ist blass und übellaunig. Am schlechtesten geht es ihm abends und in der Nacht, besser wird es in frischer Luft. Erstaunlicherweise ist die Zunge nicht belegt. Beobachten Sie Ihr Kind und seinen Husten genau und holen Sie ärztlichen Rat ein, wenn

- es unter Atemnot leidet,
- es geräuschvoll, unregelmäßig oder schnell und hastig atmet,
- jeder Atemzug weh tut,
- es hohes Fieber bekommt,
- Heiserkeit, Stimmlosigkeit oder blutiger Auswurf auftreten,
- es gehäuft beim Husten erbricht, insbesondere nach dem Essen,
- es möglicherweise einen Fremdkörper „verschluckt" hat,
- sich sein Allgemeinzustand verschlechtert oder es anhaltend müde und verwirrt ist,
- wenn sich der Husten nach zwei bis drei Wochen nicht bessert
- oder Sie sich unsicher fühlen.

(Pseudo-)Krupphusten

Das Krupp-Syndrom ist charakterisiert durch einen typischen bellenden Husten, Heiserkeit bis Stimmlosigkeit und Atemnot mit geräuschvollem Einatmen sowie großer Unruhe und Erregung. Es wird entweder durch Viren ausgelöst, wobei es sich dann aus einem grippalen Infekt heraus mit mehr oder weniger hohem Fieber entwickelt. Oder aber es entsteht aus völliger Gesundheit durch eine Schleimhautschwellung ohne Infektion. Verantwortlich hierfür dürften mehrere Faktoren sein: z. B. eine atopische Diathese (s. Glossar), eine überempfindliche Schleimhaut und/oder Umweltfaktoren (Luftverschmutzung). Nur bei einer Infektion durch Viren besteht Ansteckungsgefahr durch Tröpfcheninfektion oder über die Hände.

Die wichtigste Maßnahme ist, selbst Ruhe zu bewahren und beruhigend auf das Kind einzuwirken. Darüber hinaus hilft kühle, feuchte Luft. Setzen Sie sich also mit dem Kind ans offene Fenster oder hängen Sie feuchte Tücher auf.

Zusätzlich geben Sie alle zehn bis 15 Minuten im Wechsel je drei bis fünf Globuli **Aconitum D6** und **Spongia D4,** bis eine Besserung eintritt.

■ **Spongia** passt in den meisten Fällen sehr gut. Es hilft bei einem quälenden, trockenen, bellenden, hohl klingenden Husten, der besonders beim Aufwachen auftritt und anhaltend ist. Es bestehen Heiserkeit und Räusperzwang. Liegen mit erhöhtem Kopf bringt Erleichterung. Durch Essen und kalte Getränke verschlechtert sich der Zustand.

> ### Wichtig
>
> Sicherheitshalber verständigen Sie bitte in diesem Fall den Arzt, der jedoch wahrscheinlich bereits ein Kind im Zustand leichter Besserung vorfinden wird.
> Haben sie bereits Erfahrung mit Kruppanfällen, so müssen Sie den Arzt trotzdem sofort benachrichtigen, wenn
> ■ keine Besserung eintritt,
> ■ hohes Fieber besteht oder
> ■ das Schlucken schmerzhaft und problematisch ist und die Sprache kloßig und verwaschen klingt.

Halsweh und Angina

Kleine Kinder bemerken eine Halsentzündung oft gar nicht oder sie klagen über Bauchschmerzen als Zeichen der Mitreaktion der Darmlymphknoten. Denken Sie also bei Abgeschlagenheit oder Bauchschmerzen, eventuell mit Fieber, auch daran, einen Blick in den Hals Ihres Kindes zu werfen. Aber auch eine Ohren- oder Blasenentzündung kann so beginnen. Mit Hilfe einer Taschenlampe können Sie vielleicht erkennen, ob die Mandeln geschwollen und gerötet sind. Ertasten Sie auch, ob die Lymphknoten am Hals und unter dem Unterkiefer angeschwollen sind. In jedem Fall sollten Sie jetzt Ihrem Kind einen Seidenschal geben oder einen Rollkragenpulli anziehen, denn Wärme unterstützt die Abwehrreaktion des Körpers. Ist die Entzündungsreaktion jedoch bereits in vollem Gange und mit starken Schmerzen verbunden, so hilft ein Halswickel gut (s. o.).

Bereiten Sie einen dünnen Salbeitee – einen halben Teelöffel Salbei auf einen Viertelliter heißes Wasser, nach fünf Minuten abgießen – und lassen Sie Ihr Kind stündlich mit einem Schluck davon gurgeln und ihn dann hinunterschlucken oder schluckweise trinken.

Der kleine Patient soll viel trinken. Bedenken Sie dabei, dass säurehaltige Getränke wie Orangensaft reizen können. Zum Essen gibt es kleine Portionen von Suppen und weichen Speisen. Auch bei Halsschmerzen tut eine hohe Luft-feuchtigkeit, insbesondere im Schlafraum, gut.

■ **Aconitum D6** geben Sie, wenn alles stürmisch ist: Draußen weht ein kalter, trockener Wind und löst ganz plötzlich einsetzende, heftige Halsschmerzen aus. Der Rachen und eventuell auch die Mandeln sind hochrot und fühlen sich trocken und brennend an. Das Kind hat viel Durst auf kaltes Wasser, das Schlucken tut jedoch sehr weh. Andere Getränke haben mitunter einen bitteren Geschmack. Durch Sprechen, nachts und besonders durch Wärme wird alles schlechter und Ihr Kind ist auffallend unruhig.

■ Wesentlich häufiger ist allerdings **Belladonna D6** angezeigt. Sie geben es bei plötzlichem Beginn der starken, eventuell klopfenden Schmerzen, welche mit hohem Fieber einher gehen. Das Schlucken ist sehr schmerzhaft, das Schlucken von Nahrung fast unmöglich und das Kind hat auch keinen Durst. Alle Schleimhäute im Hals sind hellrot. Meist beginnen die Schmerzen auf der rechten Seite oder sie sind rechts schlimmer. Durch Wärme und Ruhe verbessert sich der Zustand des Patienten.

■ **Apis D6** hilft bei stechenden Halsschmerzen, die eventuell bis in die Ohren ausstrahlen. Der Hals fühlt sich innen und außen heiß und geschwollen an, die Schleimhaut von Rachen und Mandeln ist glasig-rot verdickt und besonders das Zäpfchen ist sackartig geschwollen. Durch jede Art von Wärme wird alles schlimmer, kühle Luft und kalte Getränke tun dagegen gut. Trotzdem hat das Kind kaum Durst.

■ **Phytolacca D4** ist das passende Arzneimittel, wenn die Schleimhäute im Hals dunkelrot, die Mandeln geschwollen sind und unter Umständen der Schmerz beim Schlucken zu den Ohren zieht. Meist ist es rechts schlimmer und die Zunge tut beim Herausstrecken weh. Durch kalte Getränke werden die Schmerzen gelindert.

■ Ihr Kind braucht **Lachesis D12**, wenn die Schmerzen links beginnen oder am stärksten sind, wenn sie nach dem Schlafen am schlimmsten sind und Wärme alles verschlechtert. Der Hals ist von außen sehr empfindlich, und Ihr Kind duldet hier keine Berührung oder gar einen Schal! Flüssigkeiten oder Speichel können nicht geschluckt werden, obwohl kalte Getränke bessern würden. Beim Essen werden die Schmerzen jedoch besser.

Unser Tipp ◀

Bei beginnenden Halsschmerzen rate ich zu einer Gabe Aconitum und anschließend Phytolacca und Belladonna im Wechsel, bis Sie eindeutige Hinweise auf ein anderes Arzneimittel finden.

Wenn die Schmerzen rechts beginnen, geben Sie **Lycopodium D6.**

Die folgenden beiden Arzneimittel brauchen Sie bei der selteneren, durch Bakterien ausgelösten Mandelentzündung. Hier sollten Sie in jedem Falle einen Arzt hinzuziehen!

■ **Mercurius solubilis D12** hilft bei Halsschmerzen mit deutlich geschwollenen Lymphknoten, gelb belegter Zunge, metallischem Geschmack im Mund, übelriechendem Atem und Schweiß. Auch die Mandeln sind geschwollen und haben helle Beläge. Auffallend ist ferner ein vermehrter Speichelfluss, besonders in der Nacht. Morgens ist davon das Kissen nass.

■ **Hepar sulfuris D12** braucht Ihr Kind, wenn es das Gefühl hat einen Splitter oder eine Gräte im Hals zu haben. Die Mandeln sind geschwollen und haben eitrige Beläge. Ihr Kind braucht jetzt viel Wärme, es friert leicht und überall (!) möchte es warm eingepackt sein, besonders auch am Hals. Berührt werden darf der Hals allerdings von niemandem und auch sonst ist das Kind in seinem Verhalten eher abweisend und mürrisch. Kalte Getränke und Speisen verschlimmern die Beschwerden (s. auch „Scharlach", S. 84 f.).

> ### ► Wichtig ◄
>
> Halsschmerzen bei Kindern müssen Sie immer ernst nehmen. Im Zweifel und wenn innerhalb von 24 Stunden durch Ihre Behandlung keine deutliche Besserung eintritt, sollten Sie Rücksprache mit ihrem Kinderarzt halten. Diesen rufen Sie bitte auch bei starken Schluckbeschwerden oder Atemnot, bei hohem Fieber oder bei Scharlach in der Umgebung sowie bei chronischen Halsschmerzen.

Ohrenentzündung

Ohrenschmerzen können überfallartig auftreten und innerhalb weniger Minuten wahnsinnig weh tun. Häufig entwickeln sie sich im Rahmen eines Infektes. Manche Kinder sind damit leider öfter geplagt, was an anatomischen Gegebenheiten, an vergrößerten Polypen oder einer Labilität in diesem Bereich liegen kann. Die Erreger sind in den allermeisten Fällen Viren, wobei sich bei einer anhaltenden Entzündung leicht Bakterien in das somit geschwächte Gebiet einnisten können.

Es ist wichtig eine Ohrenentzündung frühzeitig zu erkennen und zu behandeln. Bei kleinen Kindern kann das problematisch sein. Denken Sie also daran, wenn Ihr zuvor bereits etwas quengeliges oder erkältetes Kind plötzlich untröstlich brüllt und wenn es sich immer wieder ans Ohr fasst. Oft ist auch die Ohrmuschel überwärmt und gerötet und das nicht nur durch das ständige Zupfen und Reiben des Kindes daran. Sie lässt es allerdings nicht an sein Ohr heran; wenn Sie es anfassen oder gar auf den kleinen Ohrknorpel vor dem Gehörgang drücken wollen, wird sich das Gebrüll deutlich verstärken. Machen Sie so bald wie möglich, also möglichst schon bei den ersten Anzeichen, einen Zwiebelwickel. Er ist ein echtes Wundermittel. Und wenn Sie und Ihr Kind seine frappierende Wirkung einmal erlebt haben, werden Sie den Geruch auch gerne in Kauf nehmen. Schneiden Sie dazu ein Viertel oder die Hälfte einer Zwiebel in ganz winzige Würfelchen und wickeln Sie sie so in ein Stofftaschentuch oder eine Kompresse, dass auf einer Seite des etwa 7 x 7 cm großen Päckchens nur eine Stoffschicht ist. Dieses Päckchen legen Sie auf das Ohr und binden es mit einem schräg um den Kopf geführten Tuch oder Schal fest. Mit diesem Zwiebel-

Unser Tipp

Bei Ohrenschmer-
zen ist ein
Zwiebelwickel ein
echtes
Wundermittel.

ohr soll sich das Kind nun für 30 Minuten auf eine Wärmflasche legen. Die aufsteigenden Zwiebeldämpfe können so am besten in das Ohr eindringen. Bei kleinen Kindern können Sie die Wärmflasche auf Ihre Brust legen und den Kopf des Kindes daran lehnen. Anschließend ziehen Sie verdünntes Melaleukaöl – ein Tropfen auf zehn Tropfen Olivenöl – in einer Spritze auf, schütteln sie und geben einen Tropfen in das betroffene Ohr und decken es mit einem wärmenden Tuch zu. Das Kind soll jetzt auf dem gesunden Ohr liegen.

Um die Belüftung des Mittelohres wieder herzustellen geben Sie fünfmal täglich Nasentropfen oder -spray mit Kochsalzlösung (0,9 %) oder verdünnter Emser Sole. Auch regelmäßige Nasenspülungen oder Inhalationen (s. o. unter „Schnupfen") unterstützen diesen Prozess.

Beginnen Sie die homöopathische Behandlung mit einer Gabe Aconitum D6, und machen Sie nach zehn Minuten mit einem der folgenden Arzneimittel weiter.

■ **Aconitum D6** verwenden Sie, wenn die heftigen Schmerzen plötzlich auftreten, nachdem das Kind einem trockenen, kalten Wind ausgesetzt war. Es ist jetzt unruhig und ängstlich und sein Ohr ist rot und fühlt sich heiß an. Nachts ist alles am schlimmsten.

■ **Apis mellifica D6** verabreichen Sie, wenn die brennenden, stechenden Schmerzen plötzlich auftreten, Ihr Kind laut schreit und hoch fiebert. Es hat trockene, rote Schleimhäute, aber keinen Durst. Auffallend ist die Abneigung gegen alles Warme und ein Verlangen nach frischer Luft und kalten Umschlägen.

■ Geben Sie **Belladonna D6** bei einem schreienden, weinenden Kind mit hochrotem Kopf, das sich fiebrig-heiß anfühlt und großen Durst hat. Es ist reizbar. Die ohnehin starken Schmerzen, die schubweise auftreten, werden durch Lärm, Licht und Zugluft verstärkt.

■ **Chamomilla D6** hilft, wenn das Kind durch die starken Schmerzen extrem reizbar und durch nichts zu beruhigen ist. Es schreit, schimpft, weint wütend und wirft angebotenes Spielzeug in die Ecke. Es duldet nicht berührt zu werden, beruhigt sich jedoch beim Herumtragen. Wie bei Belladonna können auch Schmerzpausen auftreten. Eventuell ist nur eine Wange heiß und gerötet.

■ Entwickelt sich die Ohrenentzündung langsam, ohne nennenswertes Fieber und ohne wesentliche Beeinträchtigung des Allgemeinbefindens – eventuell mit Lymphknotenschwellung –, so spricht das für **Ferrum phosphoricum D12**. Die Schmerzen sind ziehend, stechend oder pochend aber (noch) nicht so stark wie bei Belladonna. Sie werden auch durch frische Luft und Lärm verstärkt. Besonders nützlich ist diese Arznei im Frühstadium einer Entzündung (später gegebenenfalls in Kombination mit Belladonna).

■ Ist Ihr Kind zwar sehr krank, aber trotzdem einigermaßen ruhig und kooperativ oder weinerlich und anhänglich, dann ist **Pulsatilla D12** am besten. Es hat wenig Fieber, wenig Durst trotz belegter, trockener Zunge, und obwohl es leicht friert lehnt es warme Räume und warme Anwendungen ab. Die Erkrankung kann sich auch hinziehen und ein weiß-gelbes Sekret aus dem Ohr fließen.

■ Ist Ihr Kind dagegen besonders schmerzempfindlich, unruhig, ängstlich und verfroren, so weist dies auf **Arsenicum album D6** hin. Vielleicht hat es jetzt gar kein Fieber und ist sehr kälteempfindlich. Es hat großen Durst und möchte warme Anwendungen. Nach Mitternacht sind die Beschwerden am schlimmsten.

Zusätzlich zu dem von Ihnen gewählten Mittel geben Sie Otovowen-Tropfen, am ersten Tag fünfmal, dann dreimal täglich fünf Tropfen in etwas Wasser für fünf Tage, nach Möglichkeit etwas zeitversetzt.

Es gibt noch viele weitere Arzneimittel, die zur Behandlung einer Ohrenentzündung in Frage kommen (s. o. unter „Fieber", „Schnupfen"), die genannten sind jedoch in jedem Fall ein guter Behandlungseinstieg und decken auch die meisten Reaktionsformen des Patienten ab.

Trauen Sie sich aber nicht zu viel zu. In folgenden Fällen verständigen Sie Ihren Kinderarzt:

- wenn eine deutliche Besserung innerhalb von 24 Stunden ausbleibt,
- wenn hohes Fieber oder starke Schmerzen auftreten,
- bei jeglicher Sekretion aus dem Ohr,
- bei einer schmerzhaften Rötung des Knochenbereiches hinter dem Ohr,
- bei Schwindel,
- bei eingeschränktem Hörvermögen,
- bei chronischer oder häufig wiederkehrender Ohrenentzündung.

In letzten Fall ist eine Konstitutionstherapie notwendig und

eventuell auch die Behandlung von vergrößerten Polypen, wenn sie die ausreichende Belüftung des Mittelohres verhindern.

Augenerkrankungen

Augenentzündungen können sehr schmerzhaft und auch ansteckend sein. Achten Sie daher, insbesondere bei eitrigem Sekret, auf eine konsequente Hygiene.

Akute Bindehautentzündung

Die Entzündung der Bindehaut ist entweder auf eine allergische Reaktion, z. B. auf Pollen, oder auf eine Infektion zurückzuführen.

Verklebte Lidränder weichen Sie mit einer mit lauwarmem Kamillentee getränkten Kompresse, die Sie auf das Auge legen, auf. Verwenden Sie bitte für jedes Auge und jede Behandlung eine frische Kompresse!

Als Augentropfen empfehle ich Euphrasia-Augentropfen (als Einzeldosen): viermal täglich einen Tropfen in jedes Auge.

- Als homöopathisches Arzneimittel kommt **Belladonna D6** infrage, wenn die Bindehaut hellrot geschwollen und der Kranke extrem lichtemp-

Unser Tipp

Bei den ersten Krankheitsanzeichen, bis sich das Bild einer Ohrenentzündung klar herauskristallisiert, geben Sie Otovowen-Tropfen und Apis/Levisticum D3/4 (Wala) jeweils stündlich.

findlich ist. Die Entzündung ist Folge von starker Sonnenbestrahlung, Zugluft oder nasser Kälte.

Apis D6 geben Sie bei stark geschwollenen Augenlidern, stechenden Schmerzen, stark geröteter Bindehaut und brennend heißem Tränenfluss; Kälte bessert.

Euphrasia D4 ist richtig bei ständig tränenden, brennenden Augen mit Augenzwinkern, starker Lichtempfindlichkeit, mildem Schnupfen und wund machenden Tränen; Verschlechterung durch frische Luft und Wind.

Sinapis nigra D6 geben Sie, wenn sich Augen, Nase und Rachen brennend heiß anfühlen und der Patient häufig niesen muss (Allergie).

Pulsatilla D6 hilft, wenn das Augensekret eitrig-gelb ist, aber nicht wundmachend, die Lider jucken und brennen und sich der Patient ständig die Augen reibt; durch Wärme verschlechtert es sich.

Muten Sie sich auch hier im Interesse Ihres Kindes nicht zu viel zu und suchen Sie den Kinderarzt oder einen Augenarzt auf, wenn

- die Schmerzen sehr stark sind,
- sich durch Ihre Behandlung innerhalb von zwölf Stunden keine Besserung zeigt,
- der Verdacht auf einen Fremdkörper im Auge besteht oder
- eine leichte Entzündung nach drei Tagen nicht verschwunden ist oder die Entzündung oft wiederkehrt.

Gerstenkorn

Bei einem Gerstenkorn handelt es sich um eine räumlich begrenzte Entzündung am Lidrand. Versuchen Sie warme Kamillentee-Kompressen aufzulegen. **Staphisagria D12** hilft in den meisten Fällen. Handelt es sich um eine begrenzte oder ausgedehnte Lidrandentzündung mit honiggelben Absonderungen, dann verwenden Sie **Graphites D12**.

Verdauungsorgane

Störungen des inneren Gleichgewichts können sich auf die Verdauungsorgane auswirken. Versuchen Sie daher die Ursache zu ergründen. Ein gesundes Verdauungssystem ist eine wertvolle Voraussetzung zur Krankheitsvorbeugung.

Bauchweh

Jedes Kind hat früher oder später einmal Bauchweh. Je jünger Ihr Kind ist, desto ernster müssen Sie Bauchweh nehmen,

Unser Tipp

Wenn Sie sich nicht sicher sind, dann können Sie Beladonna, Apis und Euphrasia auch halbstündlich im Wechsel geben.

Wichtig

Bedenken Sie, dass kleine Kinder alle Schmerzen, die am Körperstamm auftreten, als Bauchschmerzen bezeichnen und auf den Nabel projizieren.

denn der Verlauf kann uncharakteristisch sein. Hier ist wieder Ihre Beobachtungsgabe gefragt: Wann und in welcher Situation treten die Schmerzen auf und wie verhält sich das Kind dabei? Bestehen noch andere Krankheitszeichen? Geht es dem Kind insgesamt schlecht? Dann sofort zum Kinderarzt! Was hat es gegessen und wann hatte es zuletzt Stuhlgang?

Geht es dem Kind dabei gut, bewegt es sich normal und sieht auch nicht ungewöhnlich blass aus, dann kann es sich insbesondere im Alter zwischen drei und fünf Jahren um eine Art „Über-Wahrnehmung der Vorgänge im Bauch" (Soldner) handeln; das hat keinerlei Krankheitswert. Geben Sie diesem Kind keine Arznei, um ihm zu zeigen, dass es jetzt gesund ist.

Störungen im Magen-Darm-Bereich sind oft Zeichen einer fehlerhaften Ernährung. Dies kann eine für das Alter ungeeignete Ernährung sein – oft wird alles viel zu früh gegeben –, oder eine unpassende Menge oder Zusammensetzung der Nahrung. Ein andauerndes Zuviel führt zu einer chronischen Überlastung der Verdauungsorgane, einseitige Ernährung schwächt das Kind. Zu viel Zucker und Fett machen es müde und träge und verändern die Darmflora, die für eine gute Abwehrfunktion von großer Bedeutung ist. 70% des Immunsystems befinden sich im Darm. Das erklärt auch, warum viele Kinder z. B. bei Atemwegsinfekten über Bauchweh klagen. Auch die Darmlymphknoten arbeiten dann auf Hochtouren und vergrößern sich, was zu diffusen Schmerzen führen kann. Eine Entlastung durch leichte Nahrung ist hier das beste.

Die Schmerzen können aber auch unmittelbare Reaktion auf ein schlechtes oder unverträgliches Nahrungsmittel sein. Dann versucht sich der Darm davon zu befreien und darf dabei nicht behindert werden. Unterstützen kann man ihn jedoch durch einen Einlauf mit leicht abführender Wirkung: ein Fertigklistier oder zwei gestrichene Teelöffel Salz auf einen halben Liter lauwarmes Wasser (Menge s. „Fieber"). Einen derartigen Einlauf empfehle ich bei allen Arten von Bauchschmerzen außer bei massiven Durchfällen, wenn er möglichst früh, das heißt in den ersten zwei bis drei Stunden durchgeführt wird. Oft erreichen Sie damit eine deutliche Linderung, wenn nicht gar Heilung. Andernfalls lässt sich der Bauch zumindest durch den Kinderarzt, den Sie dann unbedingt aufsuchen müssen, besser untersuchen.

Bauchschmerzen können in jedem Lebensalter auch psychische Ursachen haben (s. o. „Drei-Monats-Koliken" und Bauchwickel). Dies darf jedoch immer erst angenommen werden, wenn eine organische Ursache – hierzu zählt auch eine Nierenerkrankung – mit Sicherheit ausgeschlossen ist. Auch diese psychosomatischen Bauchschmerzen müssen Sie ernst nehmen und versuchen die entsprechende Ursache zu beseitigen.

Als „**Bauchweh-Tee**" hat sich eine Mischung aus Kamillenblüten, Melissenblättern und Fenchelsamen in einer Mischung zu gleichen Teilen und bei üblicher Zubereitung bewährt.

Sollte Ihr Kind nach einer Wärmflasche zur Linderung seiner Bauchschmerzen verlangen, können Sie ihm ruhig eine geben. Wird die Wärmflasche jedoch abgelehnt oder führt sie zu einer Verschlimmerung, dann kann es sich um eine Blinddarmentzündung handeln. Ihr Kind muss dann ärztlich untersucht werden und darf vorerst keine warmen Anwendungen mehr erhalten.

■ Zu den homöopathischen Mitteln, die vorübergehend unterstützend wirken können, gehört **Colocynthis D6.** Das Mittel hilft bei kolikartigen Bauchschmerzen und Blähungen, die stoßweise auftreten. Eine Besserung erfolgt in Bauchlage, durch Druck auf den Bauch und Wärme. Größere Kinder krümmen sich nach vorne zusammen. Diese Arznei ist auch bewährt bei Regelschmerzen pubertierender Mädchen.

■ **Chamomilla D6** ist besonders gut bei überempfindlichen, wütend schreienden Säuglingen, die zwar nicht berührt, aber herumgetragen werden wollen. Größere Kinder wollen mit der Mutter spazieren gehen. Oft ist eine Wange rot und heiß. Eine Besserung tritt bei Vorbeugen oder bei Wärme ein.

■ **Magnesium carbonicum D6** ist hilfreich bei Kindern mit einem trägen Verdauungssystem. Besonders nach der Milchmahlzeit haben diese Kinder Koliken und schwitzen beim Schreien mit einem sauren Geruch.

Wenn das Bauchweh mit hohem Fieber, Erbrechen oder Durchfall einhergeht, kommen auch alle unter diesen Rubriken aufgeführten Arzneimittel infrage.

Erbrechen und Übelkeit

Erbrechen ist meist Folge eines Ernährungsfehlers. Entweder es wurde ein verdorbenes oder mit Keimen kontaminiertes Lebensmittel gegessen oder der Magen wurde einfach überladen. Manchmal sind die Ursachen auch psychischer Art und müssen durch Beseitigung der Ursache behandelt werden (zur Reisekrankheit s. u. „Reisen mit Kindern – Reisekrankheit", S. 106).

In jedem Fall ist nicht das Erbrechen selbst die Krankheit, sondern nur eine Reaktion des Körpers darauf. Durch das Erbrechen will er sich von der krank machenden Nahrung befreien. Daher darf es auch nicht unterdrückt werden. Nach der Entleerung kann man ihn allenfalls darin unterstützen wieder sein Gleichgewicht zu finden.

Als wichtigste Therapiemaßnahme sollten Sie den Verdauungstrakt vorübergehend vollkommen entlasten. Das bedeutet Nulldiät mit löffelweiser Einnahme einer Elektrolytlösung. Selbstverständlich ist das nur für um so kürzere Zeit möglich, je jünger das Kind ist. Beim Säugling halten Sie die strenge Nahrungskarenz für zwei Stunden ein. Anschließend können Sie wieder in kleinen Mengen stillen oder Sie geben die gewohnte Milch zur Hälfte mit Elektrolytlösung verdünnt.

Verträgt Ihr Kind dies nicht gut, dann geben Sie vorübergehend Reismilch (als Fertigprodukt im Naturkostladen/Reformhaus). Diese wird nur aus Reis hergestellt und schmeckt durch das Aufschlussverfahren süßlich wie Muttermilch, enthält jedoch weniger Eiweiß und Fett. Daher kann sie als alleinige Nahrung nur kurz, das heißt einen (bis drei) Tag(e), gegeben werden. Bei längerer ausschließlicher Ernährung damit würde es zu Mangelerscheinungen kommen. Ist der Säugling schon Beikost gewohnt, so können Sie auch Reisschleim oder Karottenschleim dazugeben. Bei größeren Säuglingen beträgt die Nahrungskarenz drei bis vier Stunden, der Nahrungsaufbau erfolgt zusätzlich mit Brühe und Getreideflocken, Reis und gekochten gelben Rüben und fein geriebenem Apfel.

Kleinkindern und größeren Kindern geben Sie einige Stunden nach dem letzten Erbrechen und nach ausschließlicher Tee-Ernährung ein kleines Stück unbehandelte gereinigte Zitronenschale zum Lutschen und Kauen. Das beruhigt die Magennerven. Anschließend machen Sie einen langsamen Nahrungsaufbau mit Tee, Zwieback und Salzstangen, Reis oder Kartoffeln mit gelben Rüben oder Zucchini mit sehr wenig Salz und ohne Fett. Kinder ab drei Jahren dürfen ausnahmsweise auch zimmerwarmes „normales" Cola, aus dem die Kohlensäure ausgerührt ist und das gemischt wird mit der gleichen Menge Kamillentee, trinken und Salzstangen dazu essen.

Mitunter kommt es jedoch zu einem schweren, ständig wiederholten und scheinbar unstillbaren Erbrechen trotz Nahrungspause und Elektrolyt-Tee. Oft kommen auch noch Durchfälle und Fieber dazu. Dadurch verliert das Kind viel Wasser und Elektrolyte und verbraucht Zuckerreserven. Sie merken

das an seinem Acetongeruch (wie Nagellackentferner). Um es gar nicht erst zu diesem gefährlichen Zustand kommen zu lassen, machen Sie Ihrem Kind rechtzeitig einen Einlauf mit lauwarmem Wasser oder Kamillentee, dem Sie einen gestrichenen Teelöffel Salz pro halbem Liter zusetzen. Die Menge des Einlaufs richtet sich nach dem Alter des Kindes (s. o. unter „Fieber" auf S. 13 f.). Dadurch, dass Salz und Wasser über die Darmschleimhaut aufgenommen werden, wird der Teufelskreis des Erbrechens durchbrochen und dem Kind geht es meist rasch besser.

Diese Maßnahmen können Sie mit folgenden homöopathischen Arzneimitteln wirkungsvoll unterstützen:

■ **Nux vomica D6** nach zu schwerem oder zu reichhaltigem Essen oder großem Durcheinander, auf das Übelkeit, häufiges Aufstoßen und Würgen folgen, bis es schließlich zum Erbrechen kommt. Die Zunge ist gelblich belegt, Wärme und Ruhe bessern. Das Kind ist sehr sensibel.

■ **Ipecacuanha D6** sollten Sie geben, wenn die Übelkeit durch jede Bewegung schlimmer wird. Auch durch Erbrechen kommt es zu keiner Erleichterung. Charakteristisch sind eine Zunge ohne Belag und reichlicher Speichelfluss. Die beiden Arzneimittel Nux vomica und Ipecacuanha haben sich, auch im Wechsel gegeben, bei akutem Erbrechen sehr bewährt.

■ **Pulsatilla D6** hilft bei Erbrechen insbesondere nach Kuchen, Eis oder fetten Speisen, wobei die Übelkeit anhält. Das Kind mag nichts trinken, aber es geht gerne an die frische Luft. Sein Stuhlgang ist jedes Mal anders. Es ist sehr weinerlich und anhänglich.

■ **Antimonium crudum D6** hilft bei Magenüberladung und Völlegefühl mit Erbrechen und anschließender Verweigerung jeglicher Nahrung. Die Zunge ist dick weiß belegt und es kann Verstopfung im Wechsel mit Durchfall auftreten. Das Kind ist auffallend reizbar und misslaunig und will nicht angefasst oder auch nur angeschaut werden. Wärme verschlechtert den Zustand.

> ### Wichtig
>
> **Zeigen Ihre Maßnahmen keinen Erfolg und Ihr Kind behält keine Flüssigkeit oder riecht sogar bereits nach Aceton, so muss es unbedingt sofort in ärztliche Behandlung. Je kleiner das Kind ist, desto gefährlicher ist wiederholtes Erbrechen, denn es kann sehr schnell zum Austrocknen und Entgleisen des Mineralstoffhaushaltes kommen!**

Durchfall

Wenn gestillte Säuglinge sechsmal am Tag die Windel voll haben, so ist das normal und kein Durchfall, solange die Stuhlbeschaffenheit gleichbleibend ist und sie dabei gut gedeihen.

Durchfälle sind häufiger und anders als der gewohnte Stuhl: wässrig-schleimig. Häufig liegt die Ursache in Ernährungsfehlern, wie einer zu einseitigen oder zu üppigen Mahlzeit, einer ungeeigneten Kombination (am Kindergeburtstag!), an zu viel Apfelsaft oder wenn das Kind unverträgliche Nahrungsmittel gegessen hat. Dies können besonders Milch und Mehl sein. Falls Sie das vermuten, sollten Sie es – besonders bei der Mehlunverträglichkeit (Zöliakie), aber auch bei Kuhmilchintoleranz u. a. – ärztlich klären lassen, denn hier ist eine langjährige, vielleicht sogar lebenslange Diät nötig um die Darmschleimhaut gesund zu erhalten.

Auch chronische kleine Diätsünden wirken sich nachteilig aus, denn sie zerstören die gesunde Darmflora, schwächen dadurch das Immunsystem Ihres Kindes. Denken Sie also auch daran, wenn Ihr Kind an wiederholten Infektionen – nicht nur des Verdauungstraktes – leidet. Reduzieren Sie in diesem Fall Zucker, Weißmehl und tierische Fette und verwenden Sie stattdessen Obst, Gemüse und Vollkornprodukte. Auslöser, manchmal auch Ursache des Durchfalls, sind Viren, seltener Bakterien, die über kontaminierte Nahrung, ungewaschene Hände (Schmierinfektion) oder unsaubere Schnuller aufgenommen werden. Auch der Durchfall ist nur eine Abwehrreaktion des Körpers um die krankmachenden Keime möglichst schnell wieder loszuwerden. Daher darf er nicht unterdrückt werden.

Die wichtigste Maßnahme ist eine Diät, mit der die ausgeschiedene Flüssigkeit wieder ersetzt und der Darm gleichzeitig entlastet wird. Beginnen Sie bei Durchfall zunächst mit leicht gesüßtem Tee aus Brombeerblättern oder getrockneten Heidelbeeren und geben Sie Ihrem Kind für zwei bis sechs Stunden nichts zu essen. Kindern ab etwa vier Jahren können Sie auch schwarzen Tee geben, den Sie mindestens vier Minuten ziehen lassen.

Bei Durchfall und bei Blähungskoliken hat sich auch **Bolus alba comp.** (Wala) bewährt: Zwei gestrichene Teelöffel Pulver in einer Tasse Wasser auflösen und über den Tag verteilt trinken lassen.

Ideal wäre es, wenn Sie Ihr Baby zu Beginn und im Verlauf von Magen-Darm-Erkrankungen wiegen würden, um den Flüssigkeitsverlust besser abschätzen zu können. Bei anhaltendem Durchfall und schlappem Kind sind das mindestens 50 ml pro Kilogramm Körpergewicht, das heißt ca. 270 ml bei Vierteljährigen, ca. 350 ml bei Halbjährigen und ca. 550 ml bei Einjährigen. Diese Menge müssen Sie in den nächsten sechs Stunden allmählich ersetzen. Da bei längerem Durchfall außer Wasser auch wichtige Mineralien verloren gehen und beides nur in Gegenwart von Traubenzucker aufgenommen werden kann, müssen diese drei Stoffe im

Wichtig

Halten Sie die Diätvorschriften des Kinderarztes konsequent ein. Spezielle Enzymdefekte sind selten und müssen durch den Kinderarzt geklärt und behandelt werden.

richtigen Verhältnis (!) zugeführt werden. Hierfür sind am besten fertige Zucker-Salz-Mischungen geeignet (Glucose-Elektrolyt-Lösung speziell für Kinder aus der Apotheke), für Säuglinge ab dem vierten Monat auch Lösungen, die größere Kohlenhydratmoleküle enthalten, die erst langsam zu Zucker abgebaut werden (z. B. Reisschleimelektrolyt, RES 55, ORS 200 Karottenreisschleim).

Gestillte Säuglinge

Gestillte Säuglinge erhalten alle zwei Stunden eine kleine Portion Muttermilch, dazwischen teelöffelweise Elektrolytlösung. Ab dem sechsten Monat bekommen sie nach sechs Stunden zusätzlich (Karotten-) Reisschleim. Sind sie bereits Beikost gewohnt, erfolgt der Nahrungsaufbau wie unten.

Nicht gestillte Säuglinge

Bis vier Monate erhalten nicht gestillte Säuglinge je nach Alter für zwei bis sechs Stunden nur Elektrolytlösung, und zwar in sechs Stunden die Menge, die dem Gewichtsverlust entspricht. Anschließend bekommen sie ihre gewohnte Milchnahrung, zuerst mit zwei Teilen Wasser verdünnt. Die Verdünnung wird dann, je nach Verträglichkeit, auf 1:1 und zwei Teile Milch zu einem Teil Wasser reduziert. Wird dies nicht vertragen, so kann vorübergehend Reismilch gegeben werden. Ab dem vierten Monat geben Sie nach sechs Stunden (Karotten-)Reisschleim dazu. Ab dem Alter von vier Monaten erhält das Baby für sechs Stunden Elektrolytlösung und/oder (Karotten-)Reisschleim, danach auch verdünnte Milch und nach einem halben Tag zusätzlich pures Karottenpüree ohne Zusatz von Zucker, Salz oder Fett oder rohen, geriebenen Apfel, später auch etwas zerdrückte, geschlagene Banane. Nach einem Tag können Sie auch Reis, Zucchini und zerdrückte Kartoffeln hinzugeben.

Kleinkinder und Größere

Bei Kindern, die älter als 15 Monate sind, empfiehlt es sich, die Milch und – wegen der Darmflora – den Zucker für einige Tage wegzulassen. Hier geben Sie Elektrolytlösung, Kamillentee mit Zwieback, am zweiten (und dritten) Tag Apfel, Banane, Reis oder Kartoffelbrei (ohne Milch und Fett) mit gelben Rüben oder Zucchini oder Nudelsuppe. Ab dem vierten Tag ist meist wieder eine leichte Normalkost möglich. Bedenken Sie immer: Langsam geht's schneller. Lieber noch einen halben Tag warten als bei einem Rückfall von vorne beginnen!

Selbstverständlich kann ein Durchfall auch psychischen Ursprungs sein und zum Beispiel durch Aufregung hervorgerufen werden. Hier steht dann die Beseitigung der Ursache im Vordergrund.

■ Homöopathisch unterstützen können Sie Ihre Therapie mit **Veratrum album D6,** wenn wässriger Durchfall und Erbrechen gleichzeitig auftreten und mit einer Kreislaufschwäche, eventuell auch mit Wadenkrämpfen einhergehen. Der Patient ist blass, hat kalten Schweiß auf der Stirn, er verlangt nach Saurem und lehnt alles Kalte ab.

■ **Podophyllum D4** geben Sie bei reichlichem explosivem Durchfall, dem Übelkeit, Schmerzen und lautes Gurgeln vorausgehen. Der Stuhl ist wässrig oder zähflüssig, hell und stinkend. Nach der Entleerung ist im Bauch ein Gefühl von Leere und Elendigkeit. Es kann zu einem Ausstülpen der Mastdarmschleimhaut kommen.

■ **Okoubaka D4** hilft bei Nahrungsmittelunverträglichkeit – zweimal täglich für vier bis sechs Wochen – oder Durchfall infolge verdorbener Speisen. Das Mittel gehört auch in die Reiseapotheke, denn es hilft auch bei Verdauungsstörungen als Folge jeglicher Krankheiten.

■ **Arsenicum album D6** wählen Sie bei dünnen, schleimigen, unverdauten, spritzenden Stühlen, die übel riechen, die umgebende Haut stark reizen (Windeldermatitis) und mit gleichzeitigem Erbrechen einhergehen können. Das Kind ist erschöpft und hat großes Verlangen nach häufigen, kleinen Schlucken Wasser. Alles Kalte verschlimmert.

■ **Chamomilla D6** wirkt bei grünlichen Durchfällen (wie gehackter Spinat) mit übelriechenden (faule Eier), schmerz-

Unser Tipp

Veratrum album
D6 ist ein wich-
tiges Cholera-
mittel, das im
Urlaub bei
schweren,
schwächenden
Durchfällen
hilft.
Bei schweren
akuten Brech-
durchfällen ge-
ben Sie es im
Wechsel mit
Ipecacuanha D6.

haften Blähungen und unleidi-
gen, wütenden Kindern, insbesondere zur Zeit des Zahnens.

■ **Rheum D6** hilft, wenn die
Stühle, die Schweiße und das
ganze Kind sauer riechen. Die
Durchfälle sind schaumig-
breiig und bei ihrer Entleerung
treten schmerzhafte Bauchkrämpfe auf. Die Kinder sind
ruhelos und jammernd, häufige Auslöser sind unreifes Obst
und Zahnung.

■ **Argentum nitricum D6**
sollten Sie wählen, wenn der
Durchfall durch Aufregung
(Prüfungsangst) bedingt ist,
wenn er durch ein Übermaß an
Süßigkeiten ausgelöst ist oder
durch Nahrungsumstellung,
insbesondere beim Abstillen.
Das Kind muss dann oft aufstoßen, hat Blähungen und
spritzende Stühle.

Verstopfung

Eine Verstopfung hat zwei
mögliche Hauptursachen: die
Ernährung und die Psyche.
Kleinkinder und besonders
Schulkinder halten oft ihren
Stuhl zurück, weil sie keine
Zeit haben zur Toilette zu gehen. Dadurch wird der Stuhl
hart, die Entleerung schmerzhaft, der Stuhl wird erst recht
zurückgehalten und es kommt
zu Bauchschmerzen. Diesen
Teufelskreis kann man oft nur

durch einen Einlauf durchbre-
chen. Das sollte aber die Ausnahme bleiben. Erziehen Sie
Ihr Kind zu einem regelmäßi-
gen Toilettengang täglich um
die gleiche Zeit in aller Ruhe
und achten Sie auf eine faser-
reiche Ernährung.

Bei Kleinkindern, die zu Verstopfung neigen, überlegen Sie
sich bitte, ob nicht Sie nicht einen zu frühen oder zu großen
Druck ausüben in puncto sau-
ber werden. Für das kleine
Kind ist der Stuhl ein Teil von
sich selbst und das ins-Töpf-
chen-Machen ein Geschenk an
Sie. Dieses Hergeben-können
setzt jedoch eine gewisse Reife
voraus und kann nur ohne
Zwang funktionieren.

Darüber hinaus wesentlich
sind eine ausreichende Flüssigkeitszufuhr (ohne Zucker) sowie eine ballaststoffreiche
Ernährung. Geben Sie Ihrem
Kind als Zwischenmahlzeit frisches Obst und vor jeder
Hauptmahlzeit rohes Gemüse
(z. B. gelbe Rübe oder Kohlra-
bi) oder Obst. Verwenden Sie
möglichst viele Vollkornprodukte. Sehr beliebt ist Vollkorn-
Knäckebrot. Beachten Sie, dass
Haferflocken und Gerstenmehl
bzw. -flocken eine eher ab-
führende Wirkung haben. Ersetzen Sie aus diesem Grunde
auch Banane durch Birne.
Zu Verstopfung neigende

Fläschchenkinder erhalten zwischendurch etwas Tee mit einem Teelöffel Milchzucker oder mit zwei Teelöffeln Malzsuppenextrakt (individuelle Dosierung). Erhält der Säugling schon Beikost, so geben Sie ihm vor den Mahlzeiten (ein- bis dreimal täglich) etwas frische, geriebene Birne oder frische, pürierte Heidelbeeren oder frische oder in Wasser eingeweichte Pflaumen, Feigen oder Datteln. Klein- und Schulkinder erhalten vorübergehend jeden Abend einen gehäuften Teelöffel Leinsamen (ganze Körner!) und einen Teelöffel Milchzucker; beides wird in etwas Saft eingeweicht. Dadurch wird der Stuhl weicher und voluminöser und die Darmpassage beschleunigt. Fettes Fleisch und Wurst sollen gemieden werden.

Ist die Verstopfung zu einem akuten Problem geworden, eventuell auch mit sehr schmerzhaften (inneren) Einrissen, dann machen Sie zwei bis drei Tage lang Einläufe und geben anschließend zehn Tage lang je ein Zäpfchen Mercuralis comp. (Wala). Besteht das Problem länger, so ist eine Konstitutionsbehandlung nötig.

■ In akuten Fällen hilft als homöopathisches Mittel **Sanicula D6** bei sehr schlanken (und starrköpfigen) Kindern mit trägem Darm. Der Bauch kann jedoch aufgetrieben sein. Der Stuhl besteht aus großen harten Brocken, die häufig nach halbem Wege wieder zurückschlüpfen. Wenn überhaupt, kann oft nur ein Teil entleert werden.

■ **Nux vomica D6** hilft Kindern, die zwar einen Drang verspüren, aber trotz Bemühens nur wenige harte Stuhlkügelchen ausscheiden können. Sie sind meist sehr schlank und haben einen schwierigen Charakter.

■ **Alumina D12** ist angezeigt, wenn das Kind keinen Stuhldrang verspürt. Der Stuhl ist meist hart, schleimbedeckt und kleinkugelig, aber auch weicher meist zäh-klebriger Stuhl kann nur schwer ausgeschieden werden. Haut und Schleimhäute sind trocken.

■ **Opium D30,** eine Gabe pro Woche (!), hilft bei trägem Darm und fehlendem Stuhldrang. Die seltenen Entleerungen bestehen aus dunklen harten Kügelchen. Auslösende Ursache ist häufig Schreck oder eine Operation. Bitte beachten Sie: Hat ein gestilltes Baby nur alle sechs Tage Stuhlgang, dann ist das so normal wie sechsmal täglich. Ist er sehr selten, sehr wenig und sehr trocken, so ist ein Milchmangel auszuschließen.

Sprechen Sie mit Ihrem Kinderarzt, wenn

- Ihr Kind starke Schmerzen hat,
- die Verstopfung chronisch ist und durch obige Maßnahmen keine Besserung eintritt oder
- der Stuhl auffallend hell, sehr dunkel oder blutig ist.

Einrisse am Anus (Rhagaden) behandeln Sie mit Calendula-Salbe.

Erkrankungen der Harnwege

Insbesondere bei kleinen Mädchen kommt es oft zu manchmal unerkannten Blasenentzündungen, die sich nur in Form von unklaren Bauchschmerzen, Müdigkeit, Appetitlosigkeit und meist auch Blässe äußern. Daher muss bei dieser Symptomatik immer eine Urinkontrolle durch den Arzt erfolgen. Größere Kinder äußern meist Schmerzen oder Brennen beim Wasserlassen und/oder krampfartige Schmerzen in der Blasengegend. Der Urin kann normal erscheinen, aber auch trüb oder blutig sein. Krankheitserreger sind meist Colibakterien, die den kurzen Weg vom Anus zum Harnröhrenende leicht schaffen, insbesondere bei schlechter Hygiene. Daher sollte man kleinen Mädchen beibringen, sich immer von vorne nach hinten zu säubern. Bei einem äußeren Auslöser, wie z. B. einer Verkühlung durch das Sitzen auf einem kalten Stein, steigen die Keime auf und bewirken eine Entzündung der Blase. Die eigentliche Ursache ist auch hier eine individuelle Krankheitsbereitschaft. Möglicherweise liegen anatomische Besonderheiten oder Fehlbildungen vor.

Suchen Sie bitte immer den Kinderarzt auf, wenn

- nach 24 Stunden keine Besserung eingetreten ist,
- das Kind Fieber hat,
- starke Schmerzen bestehen,
- eine Halsentzündung vorausgegangen ist,
- Ihr Kind jünger als drei Jahre ist,
- wenn Ihr Kind in einem schlechten Allgemeinzustand ist,

denn es kann zu ernsten Komplikationen kommen. Unterstützend und im Anfangsstadium (Blasenreizung) sind folgende Maßnahmen sinnvoll: Sorgen Sie für warme Füße, gegebenenfalls durch ein ansteigendes Fußbad, gönnen Sie dem kleinen Patienten Ruhe und lassen Sie ihn soviel wie möglich trinken – egal was (Fruchtsäfte nur stark ver-

Wichtig

Daher muss beim ersten Auftreten einer Blasenentzündung immer der Kinderarzt zur Abklärung konsultiert werden.

dünnt, sonst reizend!). Ideal wäre ein Tee aus Brennnesselblättern, Birkenblättern, Kamillenblüten und Ackerschachtelhalm (zu gleichen Teilen gemischt, übliche Zubereitung). Größeren Kindern kann man vielleicht schon den sehr bitteren aber hochwirksamen Bärentraubenblättertee zumuten. Hierfür wird ein gehäufter Teelöffel Blätter mit einem halben Liter kaltem Wasser angesetzt. Nach etwa (acht bis) zwölf Stunden wird abgeseiht, der Tee leicht angewärmt und mit Honig gesüßt. Drei Tassen werden über den Tag verteilt getrunken.

■ Homöopathisch unterstützend wirkt **Cantharis D6,** wenn starke, brennende Schmerzen vor, während und nach dem Wasserlassen bestehen. Es werden häufig sehr kleine Mengen entleert.

■ **Sarsaparilla D6** hilft bei den gleichen Beschwerden wie Cantharis, das Kind hat jedoch besonders starke Schmerzen am Ende des Wasserlassens.

■ **Dulcamara D6** hilft, wenn zu den beschriebenen Beschwerden ständiger Harndrang hinzukommt. Der Urin kann übelriechend und trüb sein. Es ist immer geeignet, wenn Nässe und Kälte die Auslöser waren.

Können Sie sich nicht entscheiden oder sind keine typischen Schmerzen vorhanden, dann geben Sie drei bis fünf Gaben täglich von Cantharis comp. (Wala).

Erkrankungen der Genitale

Ist das Genitale Ihres Kindes entzündlich gerötet, so machen Sie Sitzbäder mit Kamillentee, bei einer ausgeprägten, nässenden Entzündung Sitzbäder mit Eichenrindenessenz. Vermeiden Sie jegliche Manipulation, insbesondere bei kleinen Buben. Die Vorhaut braucht und darf noch nicht zurückgeschoben werden, denn dadurch kommt es zu winzigen Einrissen und durch die Narbenbildung zu einer Verengung.

■ Unabhängig vom Geschlecht geben Sie **Belladonna D6** bei plötzlichem Beginn, trockenen Schleimhäuten, starken brennenden Schmerzen, Rötung und Schwellung,

■ und **Mercurius solubilis D12** bei starker Entzündung mit überriechenden Absonderungen und Schwellung der Leistenlymphknoten.

■ **Cantharis D6** hilft erfahrungsgemäß bei starker Rötung und starken, brennenden Schmerzen, bei Juckreiz während des Wasserlassens.

■ Mädchen hilft **Kreosotum D6** bei einer juckenden Entzündung mit Schwellung und einer weißlichen, wundmachenden Absonderung und Brennen beim Wasserlassen.

Bei ausbleibender Besserung der Symptome innerhalb eines Tages oder wiederholten Entzündungen der Genitalien sprechen Sie bitte umgehend mit Ihrem Kinderarzt.

Klassische Kinderkrankheiten

Virale Erkrankungen

Erreger der meisten Kinderkrankheiten sind Viren. Da sie sich von den Bakterien sowohl im Körperbau als auch in ihrer Wirkungsweise auf den Körper unterscheiden, helfen Antibiotika nicht. Für die homöopathische Therapie spielt diese Unterscheidung allerdings keine Rolle, denn sie orientiert sich ja an den individuellen Krankheitssymptomen und nicht am Erreger. Dennoch reagieren viele Kinder – entsprechend ihrer Konstitution – in ähnlicher Weise, was die Mittelwahl erleichtert.

Windpocken

Bei Windpocken entstehen zuerst im Kopf-Hals-Bereich kleine rote Flecken, aus denen sich in kurzer Zeit hirsekorngroße Knötchen entwickeln und hieraus wiederum sehr bald Blasen, die die Größe einer Linse haben können, mit einem wässrigen Sekret gefüllt sind und stark jucken. Nach ein bis zwei Tagen wird das Sekret trüb, z. T. eitrig, die Pusteln trocknen ein und bilden dunkle Krusten. Insgesamt breitet sich der Ausschlag von oben nach unten aus, aber auch in den zuerst betroffenen Bereichen entstehen immer wieder neue Bläschen, sodass alle Stadien nebeneinander zu finden sind. Auch die Schleimhäute im Mund oder an den Genitalen können betroffen sein.

Erreger ist das Varizella-Zoster-Virus, das neben dem Windpocken auch für die Gürtelrose verantwortlich ist. Es kann sehr leicht übertragen werden: durch Kontakt, Tröpfcheninfektion oder Wind (wie der Name verrät), aber nur über kurze Strecken und ebenfalls über eine dritte Person, aber nur innerhalb kurzer Zeit. Windpocken sind bereits am Tag vor Krankheitsausbruch ansteckend bis maximal 5 Tage nach Ausbildung der letzten Bläschen. Die Inkubationszeit beträgt zehn bis 21 Tage, ausnahmsweise auch bis zu 28 Tage. Manchmal kommt es am Tag vor Auftreten der Bläschen zu leichtem Fieber, zu Husten und Schnupfen.

Abgesehen von dem oft starken Juckreiz ist der Krankheitsverlauf meist harmlos. Lediglich die geschwürigen Bläschen im Mund und Genitalbereich können schmerzen. Der Patient möchte wegen der Schmerzen im Mund möglicherweise nichts essen. Durch starkes Kratzen können sich die Bläschen mit Bakterien infizieren, was zu einer starken Entzündung und Narbenbildung führen kann. Komplikationen treten meist nur bei immungeschwächten Patienten auf. Gefährlich sind die Windpocken jedoch für Schwangere, re-spektive für das ungeborene Kind, vor allem in der Frühschwangerschaft. Und dies vor allem dann, wenn keine Immunität besteht, das heißt, wenn die Frau selbst die Krankheit nicht durchgemacht hat. Bei einer Infektion kann es zum Abort oder zu Fehlbildungen kommen. Daher, aber auch um Komplikationen vorzubeugen, sollte Ihr Kind, solange es andere anstecken kann, zu Hause bleiben (siehe Kapitel 2). Ansonsten gilt es hauptsächlich den Juckreiz zu lindern und ein Kratzen zu verhindern. Schneiden Sie die Fingernägel Ihres Kindes möglichst kurz, im Extremfall können Sie zum Schlafen Ihre Sportsocken über Hände und Arme ziehen und oben vorsichtig zubinden. Tagsüber sollten Sie es vom Kratzen ablenken. Waschen Sie Ihr Kind mit lauwarmem Kamillentee oder verdünnter Calendula-Essenz ab und auf besonders juckende Stellen legen Sie einen kalten, gut ausgedrückten Waschlappen. Manchmal hilft auch eine kühle Dusche oder ein kurzes Milchsäure-Bad aus der Apotheke, nach denen das Kind nass in ein großes Handtuch gewickelt wird. Um die Bläschen rasch zum Austrocknen zu bringen, betupfen Sie sie mit einer tanninhaltigen

Schüttelmixtur aus der Apotheke. Auf nässende Stellen geben Sie Wecesin-Puder.

■ Von den homöopathischen Arzneimitteln hilft **Rhus toxicodendron D6** gegen den quälenden Juckreiz, der das Kind besonders nachts am Schlafen hindert. Das Kind ist niedergeschlagen, unruhig und hat einen ständigen Drang sich zu bewegen. Warme Bäder können u. U. eine Linderung bewirken.

■ **Sulfur D6** hilft Ihrem Kind, wenn der Ausschlag nur zögerlich kommt und sich der Zustand Ihres Kindes nur zögerlich oder nicht bessert. Die Haut scheint zu brennen und der Juckreiz wird durch Abwaschen eher verstärkt als gelindert. Geben Sie Sulfur auch, wenn der Juckreiz durch keine der oben genannten Methoden gebessert werden kann.

► Wichtig ◄

Verständigen sie Ihren Arzt, wenn

- ■ der Allgemeinzustand des Kindes schlecht ist,
- ■ es sich merkwürdig oder ungewöhnlich verhält,
- ■ Ihr Kind erbricht oder an Kopfschmerzen leidet,
- ■ die Bläschen eitern oder blutig sind oder
- ■ die Augen betroffen sind.

Geben Sie Ihrem Kind kein Aspirin®!

Masern

Die Masernerkrankung ist für das Immunsystem und die psychische Entwicklung sehr wichtig, auch wenn – oder gerade weil – Ihr Kind dabei einige Tage sehr krank ist und viel Pflege braucht.

Masern verlaufen typischerweise in zwei Phasen. Nach einer Inkubationszeit von neun bis zwölf Tagen kommt es zu einem Fieberanstieg mit Schnupfen, Husten und einer Bindehautentzündung mit geröteten, tränenden Augen und Lichtscheu. An der Wangenschleimhaut sind oft kleine weiße Flecken zu sehen. Das Fieber sinkt dann wieder, um nach etwa drei Tagen (Tag 12–15) erneut deutlich anzusteigen. Gleichzeitig tritt der Ausschlag (Exanthem) auf. Er beginnt hinter den Ohren und am Kopf und breitet sich nach unten aus, wobei die Handflächen und Fußsohlen ausgespart bleiben. Der Ausschlag besteht aus 3–5 mm großen, erhabenen hellroten Flecken, die mit der Zeit zusammenlaufen und sich dunkelrot verfärben. Jetzt ist das Kind richtig krank und schlapp, es hat keinen Appetit, es hustet und alles fließt: die Tränen und der Schnupfen. Die Lymphknoten sind geschwollen und manchmal kommt es zu Durchfall. Nach drei bis fünf Tagen bilden sich die Symptome wieder zurück, lediglich bräunliche Flecken können noch bis zu zwei Wochen sichtbar bleiben. Erreger ist das Masernvirus (Morbillivirus), das sehr ansteckend ist und auch durch die Luft innerhalb eines Zimmers übertragen werden kann, nicht jedoch über Gegenstände und Kontaktpersonen. Ansteckend sind die Masern von der ersten Krankheitsphase an bis ein bis zwei Tage nach Auftreten des Ausschlags. Komplikationen sind bei Kindern unter sieben Jahren selten – Ausnahme: Ohrenentzündung –, jedoch bei Jugendlichen und Erwachsenen kann es zur Lungenentzündung oder Hirnentzündung (Enzephalitis) kommen. Auch Ungeborene von Schwangeren ohne ausreichende Immunität sind gefährdet, denn bei einer Infektion kann es zum Abort oder einer Totgeburt kommen. Die allgemeinen Maßnahmen entsprechen denen bei jeder fieberhaften Erkrankung und bei Husten. Das Kind muss ab Krankheitsbeginn zu Hause bleiben und bei Fieber Bettruhe einhalten. Es muss unbedingt warm gehalten werden (Pulli, Socken, dicke Decke, warmer Tee) und das Fieber soll nicht gesenkt werden. Lediglich bei sehr hohem Fieber mit Apathie und wenn der Kranke zu wenig trinkt, können Sie einen Einlauf machen (s. o., S. 41 f.). Wie bei allen Krankheiten mit Exanthem sollten Sie auch bei Masern keinerlei Wickel machen.

Es ist wichtig, dass sich der Ausschlag richtig entwickelt, da sonst die Gefahr besteht, dass er sich „nach innen schlägt" und so zu Komplikationen führt. Sollte das Exanthem nur sehr zögerlich und schwach auftreten, so nehmen Sie eines Ihrer großen T-Shirts, tauchen es in kühles Salzwasser – zwei Esslöffel Salz auf zwei Liter Wasser –, wringen es gut aus und ziehen es Ihrem entkleideten Kind in einem warmen Raum über. Dann schlüpft es sofort in einen Bademantel und damit ins vorgewärmte Bett. Hier soll es mindestens eine halbe Stunde ruhen. Hiernach wird Ihr Kind „aufblühen" (wenn nicht, dann geben Sie Sulfur; s. u.).

Die Augen Ihres Kindes sind jetzt sehr lichtempfindlich. Legen Sie es daher in einen abgedunkelten, ruhigen Raum. Ihr Kind ist während der Krankheit seelisch sehr labil, extrem anhänglich und liebebedürftig. Bringen Sie Verständnis dafür auf, und nehmen Sie sich viel Zeit. Die strenge Bettruhe darf erst wieder aufgehoben werden, wenn das Kind mindestens zwei Tage fieberfrei war. Als „Belohnung" können Sie nach der Genesung einen Entwicklungsschub feststellen. Auch chronische Krankheiten können sich bessern oder ausheilen.

Wenden Sie ergänzend zu den oben genannten Maßnahmen die folgenden homöopathischen Arzneimittel an:

■ **Pulsatilla D12** ist fast immer richtig, denn Masernkinder sind typischerweise besonders weinerlich, anhänglich und brauchen Ihre Mutter. Typisch ist auch ein nachts trockener, tagsüber lockerer Husten und das Verlangen, dass das Zimmer immer wieder gelüftet wird. Es besteht Lichtscheu, der Schnupfen ist dick und gelb und mitunter kann es zu Ohrenschmerzen kommen.

■ Will Ihr Kind ausnahmsweise lieber allein sein und hat großen Durst und starken Husten, dann hilft ihm **Bryonia D6** sehr gut.

■ In der Phase des Fieberanstiegs, eventuell mit Schüttelfrost können Sie mit ein bis zwei Gaben **Aconitum D6** helfen, danach ist jedoch fast immer **Belladonna D6** richtig. Solange Ihr Kind fiebert geben

Sie ihm fünfmal täglich eine Gabe. Typisch hierfür ist eine glühend heiße, trockene Haut, manchmal schwitzt es auch. Es ist in jeder Hinsicht überempfindlich.

■ Manchmal entwickeln sich die Krankheitszeichen jedoch auffallend langsam und die starke Erschöpfung – eventuell mit Zittern und Apathie – des Kindes steht im Vordergrund. Die Augenlider hängen und das Gesicht ist geschwollen. Diese Zeichen sprechen für **Gelsemium D6.** Ziehen Sie in diesem Fall aber auch den Kinderarzt hinzu!

■ Ein wiederum sehr häufig angezeigtes Mittel ist **Spongia D6,** denn der Husten, der nachts am schlimmsten ist, ist meistens trocken und bellend. Die Stimme kann heiser sein.

▶ **Unser Tipp** ◀

Bei beginnenden Masern hat sich in der Praxis meines Kollegen G. Soldner folgendes Schema bewährt:

■ Apis/Belladonna cum Mercurio (Wala): fünfmal täglich drei bis fünf Globuli,

■ Spongia D6: dreimal täglich drei bis fünf Globuli,

■ Pulsatilla D12: zweimal täglich drei bis fünf Globuli.

- Will der Ausschlag trotz aller Maßnahmen nicht herauskommen oder ist er ausnahmsweise mit starkem Juckreiz verbunden (bei Atopikern, d. h. Personen mit atopischer Diathese, s. Glossar) so ist eine Gabe **Sulfur D30** angezeigt.

Verständigen Sie Ihren Kinderarzt, wenn

- Ihr Kind erbricht, über starke Kopfschmerzen klagt oder in einem schlechten Zustand ist,
- die Atmung erschwert ist,
- es zu Hautblutungen kommt,
- das Fieber sehr hoch ist oder nicht nach drei Tagen sinkt oder wenn
- Ihr Kind jünger als ein Jahr ist.

Mumps

Diese vom äußeren Aspekt her eindrucksvolle Erkrankung wird auch Ziegenpeter oder Parotitis epidemica genannt. Sie beginnt mit allgemein reduziertem Wohlbefinden, Fieber und Schmerzen im Bereich von Gesicht, Hals und Ohren. Die Schwellung der Ohrspeicheldrüse beginnt zunächst meist auf einer Seite. Vor und unterhalb des Ohrläppchens entsteht eine teigig-weiche Schwellung, die nicht verschoben werden kann und deren Rand nicht eindeutig abgrenzbar ist. Das Ohrläppchen steht dadurch deutlich ab. Auch die Mündung des Drüsenganges ganz hinten an der Wangenschleimhaut ist gerötet und geschwollen. Der entzündete Bereich schmerzt beim Öffnen des Mundes, insbesondere beim Essen, denn auch die Speichelabsonderung ist schmerzhaft. Die Mumpsviren befallen aber auch andere Drüsen, wie z. B. die Bauchspeicheldrüse. Das kann Verdauungsstörungen und starke Bauchschmerzen bewirken. Auch ein Befall der Hirnhäute kommt vor, bleibt aber meist unbemerkt und ohne Krankheitswert. Glücklicherweise sehr selten bei Erkrankung vor der Pubertät ist ein Befall von Hoden, Eierstöcken und Brustdrüse. Selbst dann ist eine dadurch bedingte Sterilität selten.

Die Inkubationszeit beträgt zwei bis drei Wochen, das Kind ist jedoch bereits eine Woche vor der Drüsenschwellung bis neun Tage danach ansteckend. Um die Komplikationsrate bei Mumps zu minimieren, muss der Kranke eine Woche strenge Bettruhe halten (ohne Fieber im Bett sitzend).

Auf die Ohrspeicheldrüsen machen Sie Wickel mit Archangelica-Salbe. Die Salbe wird dick auf ein etwa 10 cm breites

Tuch aufgetragen, das so lang sein muss, dass es von einem Ohr zum anderen reicht und diese bedeckt. Dieses Tuch kommt mit der Salbenseite direkt auf die Haut. Es wird unter dem Unterkiefer durchgeführt und soll besonders die Bereiche vor und unterhalb der Ohren abdecken. Befestigt wird es mit einem großen Kopftuch und einem überbreiten Schal. Intensivieren Sie die Wirkung mit einer aufgelegten Wärmflasche! Dieser Wickel bleibt mindestens eine Stunde oder über Nacht liegen. Er wird ein- bis zweimal täglich gemacht. Anschließend soll der kindlichen Eitelkeit zum Trotz weiter ein Kopftuch getragen werden. Bei Bauchschmerzen helfen Bauchwickel mit Kamille.

■ Homöopathisch können Sie mit **Belladonna D6** bei fiebrig-heißer und geröteter Haut besonders im Gesicht helfen. Der Drüsenbereich ist äußerst berührungsempfindlich, ein Pochen kann zu spüren sein. Meist beginnt die Entzündung auf der rechten Seite oder ist rechts schlimmer.

■ **Mercurius solubilis D12** sollten Sie bei vermehrtem Speichelfluss mit Mundgeruch und fauligem Geschmack und starkem übelriechendem Schwitzen geben. Die Zunge ist dick belegt. Oft sind zahlreiche Lymphknoten mit angeschwollen; dies auch bei Beteiligung der Hoden.

■ Geben Sie **Rhus toxicodendron D6,** wenn besonders die linke Seite betroffen ist. Mundöffnen und Kauen sind dann schmerzhaft. Die Zunge ist – mit Ausnahme der Zungenspitze – belegt. Oft treten Fieberbläschen auf. Das Kind ist unruhig (besonders nachts) und hat Durst auf kalte Milch. Verständigen Sie bitte Ihren Kinderarzt bei

■ starken Bauch- oder Kopfschmerzen,
■ Erbrechen oder ausgeprägter Schwäche,
■ Hör- oder Sehstörungen oder
■ Schwellung von Hoden oder Brustdrüsen.

Röteln

Die Röteln sind eine relativ harmlose Kinderkrankheit, die nur in 30% der Fälle überhaupt bemerkt wird. In den anderen Fällen treten gar keine Krankheitszeichen auf oder die eines grippalen Infekts. Diese gehen auch der typischen Rötelnerkrankung voraus. 14 bis 16 Tage nach der Ansteckung kommt es zu Unwohlsein, Müdigkeit, leichtem Fieber, einer Rachen-, eventuell auch Bindehautentzündung und Husten, welche aber normalerweise nicht so stark ausgeprägt sind wie bei den Masern. Auch der Schnupfen fehlt. Dafür sind die Lymphknoten am unteren Hinterkopf, Hals und hinter den Ohren deutlich angeschwollen. Etwa zwei Tage später klingen diese Symptome ab und es tritt ein feinfleckiger, bis zu linsengroßer, hellroter Ausschlag auf, der im Gesicht beginnt und sich nach unten ausbreitet. Der Rücken und die Streckseiten der Gliedmaßen sind bevorzugt betroffen. Wenn überhaupt, besteht nur noch leichtes Fieber. Nach ein bis fünf Tagen blasst das Exanthem wieder ab.

Eine Gefahr der Ansteckung mit dem Rötelnvirus über eine Tröpfcheninfektion beginnt sieben Tage vor Exanthemausbruch bis zu zwei Wochen danach. Komplikationen in Form einer Gehirn-(haut-)beteiligung sind äußerst selten und gutartig verlaufend. Bei Erwachsenen können Gelenkbeschwerden auftreten. Wesentlich schlimmer ist die Infektion einer Schwangeren, insbesondere in der Frühschwangerschaft, denn hier können schwere Schädigungen des Ungeborenen auftreten. Eine Behandlung der Röteln ist selten erforderlich. Lediglich bei Fieber ist Bettruhe einzuhalten. Bei stark geschwollenen, schmerzhaften Lymphdrüsen machen Sie Halswickel mit Archangelica-Salbe (Weleda). Dazu geben Sie die Salbe auf ein trockenes Tuch oder direkt auf die Haut und umwickeln alles mit einem Wollschal.

Sollte die Krankheit bei Ihrem Kind ausnahmsweise etwas schwerer verlaufen, so geben Sie
- **Belladonna D6** bei hohem Fieber, hochrotem Gesicht, pochendem Hals, Unruhe und Überempfindlichkeit gegen Licht, Geräusche und Berührung.
- **Ferrum phosphoricum D6** wirkt bei langsamerer Krankheitsentwicklung, mittelhohem Fieber, Abgeschlagenheit, Lymphknotenschwellung und wechselnder Gesichtsfarbe.
- **Pulsatilla D12** geben Sie, wenn die Krankheit sich scheinbar festsetzt, Ihr Kind anhänglich und durstlos ist, Ohren und Drüsen weh tun und Wärme verschlimmert.

Wichtig

Kein Kontakt mit Schwangeren, die Röteln nicht gehabt haben. Eine Impfung ist kein sicherer Schutz! Verständigen Sie ihren Kinderarzt bei Erkrankung im ersten Lebensjahr sowie allen Komplikationen und Unsicherheiten.

Ringelröteln

Bei den Ringelröteln – die übrigens nichts mit Röteln zu tun haben – tritt ohne Vorboten plötzlich eine Rötung der Wangen auf. Diese ist flächig, erhaben und scharf begrenzt und spart Kinn und Munddreieck aus (Schmetterlingsform). Am nächsten Tag breitet sich der Ausschlag auf die Gliedmaßen und den Körper aus. Die masernartigen Flecken laufen zusammen und blassen in der Mitte ab, sodass girlandenförmige Figuren entstehen. Das Exanthem bleibt bis zu einer Woche, kann aber auch zwischendurch verschwinden oder wenig später erneut auftreten. Während des Ausschlags kann die Temperatur bis etwa 38 °C erhöht sein.

Verantwortlich hierfür ist das sogenannte humane Parvovirus B19. Es wird durch Tröpfchen übertragen und bis zur Gesichtsrötung dauert es dann sechs bis 14 Tage. Das Kind ist sieben Tage vor bis zum Ausbruch des Exanthems ansteckend. Komplikationen in Form von schmerzhaften Gelenkschwellungen sind bei Kindern selten, bei Erwachsenen dagegen häufiger. Eine Gefahr besteht lediglich für Schwangere, deren Baby, selbst bei einer unbemerkten Infektion, an einer lebensgefährlichen Anämie erkranken kann.

Eine Behandlung dieser für Kinder harmlosen Erkrankung ist selten erforderlich. Bei Fieber verordnen Sie Bettruhe und evl. eines der unter „fieberhafter Infekt" angegebenen Mittel.

Drei-Tage-Fieber

Diese harmlose Erkrankung betrifft fast nur Kinder im Alter zwischen sechs Monaten und drei Jahren und ist die häufigste Ursache für einen Ausschlag in den ersten beiden Lebensjahren. Typischerweise tritt urplötzlich hohes Fieber um 40 °C auf, das drei bis fünf Tage bestehen bleibt und mit keinerlei weiteren Krankheitszeichen einhergeht. Für das hohe Fieber geht es den Kindern meist auch relativ gut. Nur selten tritt eine leichte Hals- oder Rachenentzündung oder ein Schnupfen auf. Nach etwa drei Tagen verschwindet das Fieber plötzlich wieder und gleichzeitig tritt, besonders am Körper und im Nacken, ein kleinfleckiges, 1 – 5 mm großes, hellrotes Exanthem auf, das jedoch nur wenige Stunden bis zu zwei Tage lang bestehen bleibt und deshalb auch leicht übersehen werden kann.

Der Übeltäter nennt sich humanes Herpesvirus Typ 6 und

wird durch Tröpfchen Erkrankter oder den Speichel gesunder Virusträger übertragen. Nur wenige Infizierte erkranken auch wirklich. Die Inkubationszeit beträgt fünf bis 15 Tage. Aufgrund des hohen Fiebers ist es lediglich wichtig andere Krankheiten auszuschließen, wie z. B. eine Ohren-, Harnwegs- oder Gehirnhautentzündung. Ansonsten ist während des Fiebers nur Bettruhe erforderlich. Wenn Sie Ihr Kind zusätzlich behandeln möchten, lesen Sie bitte unter „fieberhafter Infekt" nach. Aufgrund des typischerweise schnell ansteigenden, hohen Fiebers dürften am häufigsten **Aconitum** und **Ferrum phosphoricum** helfen.

■ Leidet Ihr Kind zusätzlich unter starken Kopfschmerzen und ist von einem Arzt eine Meningitis ausgeschlossen (!), so können Sie eine Linderung erzielen mit **Apis D6** und **Bryonia D6,** die Sie stündlich im Wechsel geben.
Bei schlechtem Allgemeinzustand, Weigerung zu trinken, Schmerzen, Atemstörungen oder Erbrechen verständigen Sie bitte Ihren Kinderarzt.

Mundfäule

Diese sehr unangenehme Erkrankung beginnt mit hohem Fieber und Bläschen im Mund, die sehr bald zu kleinen Geschwüren mit einem roten Rand werden. Es können Mundschleimhaut, Zahnfleisch und Zunge betroffen sein und meist besteht ein recht unangenehmer Mundgeruch. Durch die Schmerzen im Mund verweigern die Kinder oft jegliche Nahrungsaufnahme und fühlen sich im Allgemeinen sehr krank. Nach einer Woche tritt eine Besserung ein, nach zwei Wochen ist die Krankheit überstanden.
Die Krankheit wird durch das Herpes simplex Virus Typ 1 ausgelöst, welches auch für die Fieberbläschen verantwortlich ist. Sie ist extrem ansteckend. Nach der Ausheilung „schlafen" die Viren in Nervenzellen und können bei einem „Ungleichgewicht" Lippenbläschen auslösen.
Das Ziel aller Maßnahmen ist es die Entzündung und die Schmerzen so weit zu lindern, dass zumindest eine ausreichende Flüssigkeitszufuhr gewährleistet ist. Geben Sie Ihrem Kind lauwarmen Salbeitee zum Mundspülen oder in kleinen Schlucken zum Trinken. Zum Spülen ist auch Weleda-Mundwasser geeignet. Wenn Ihr Kind ausreichend kooperativ ist, können Sie die wunden Stellen mit einem

Wattestäbchen betupfen, das Sie mit ein bis zwei Tropfen Teebaumöl benetzt oder in kaltgeschleuderten Honig getaucht haben. Achten Sie unbedingt auf eine ausreichende Flüssigkeitszufuhr, wenn nötig mit Strohhalm.

Solange Ihr Kind fiebert, muss es strenge Bettruhe einhalten. Es darf erst mit anderen Kindern spielen, wenn alle Schleimhautwunden abgeheilt sind. Lippenbläschen behandeln sie ebenfalls mit Teebaumöl oder mit Tinctura Propolis. Jegliche Herpesbehandlung ist um so effektiver, je eher sie einsetzt.

■ Zur homöopathischen Behandlung kommen alle Fiebermittel infrage. Für die Lippenbläschen ist **Rhus toxicodendron D12** ein so klassisches, passendes Arzneimittel, dass es in den meisten Fällen hilft, ganz besonders dann, wenn Lippenbläschen im Verlauf von fieberhaften Infekten auftreten. Sie geben es am ersten Tag dreimal, dann für drei Tage je zweimal und dann für eine Woche einmal täglich mindestens so lange, bis die Bläschen abgeheilt sind. Im Anschluss daran geben Sie **Natrium muriaticum D30** sechs Monate lang einmal wöchentlich. Mit dieser Therapie könnenSie übrigens jeden herpesgeplagten Homöopathie-Skeptiker überzeugen!

■ Auch bei Mundfäule hat sich **Rhus toxicodendron** sehr bewährt, besonders wenn das Kind sehr unruhig ist und Nässe und Kälte den Zustand verschlechtern.

■ Steht jedoch ein ausgeprägter Speichelfluss im Vordergrund, der besonders übelriechend ist, so sollten Sie an **Mercurius solubilis D12** denken. Die Zunge ist dann dick belegt, Zahneindrücke sind zu sehen und der Patient hat großen Durst.

■ Für **Borax D6** passend sind weiße, von einem roten Hof umgebene Flecken, die leicht bluten. Der Speichelfluss ist vermehrt. Auch um den Mund befinden sich Bläschen und die Nasenlöcher sind wund. Die Schmerzen sind brennend.

■ **Acidum nitricum D4** ist gewissermaßen eine Steigerung davon. Die Schleimhaut blutet so leicht, dass der Speichel fast immer blutig ist. Die Läsionen im Mund werden zu tiefen Geschwüren und dies kann auch die Lippen und die Umgebung des Mundes betreffen. Auch an den anderen Körperöffnungen können Risse bestehen. Ein Splitterschmerz ist typisch. Der Atem riecht sehr schlecht.

Bitte denken Sie daran, dass diese Krankheit schwer verlaufen kann, und zögern Sie nicht

Ihren Kinderarzt zu verständigen. Dies sollte sofort geschehen, wenn Ihr Kind jünger als zwei Jahre ist, nicht mehr genug trinkt, sich das Allgemeinbefinden deutlich verschlechtert und in allen Zweifelsfällen!

Pfeiffersches Drüsenfieber

Diese, wegen den hierfür typischen Blutzellen auch Mononukleose genannte Erkrankung, beginnt meist schleichend mit Müdigkeit, Übelkeit, Kopf- und Bauchschmerzen. Danach tritt Fieber auf sowie eine Mandelentzündung mit hellen Belägen. Dadurch, dass das gesamte Lymphsystem befallen ist, können alle Lymphknoten an Hals, Leiste und Achseln sowie Milz und Leber anschwellen. Manchmal tritt tückischerweise ein Ausschlag auf, der dem bei Masern oder Röteln ähnelt. Oft sind die Augenlider angeschwollen. Auffallend sind die große Müdigkeit und Abgeschlagenheit. Bis zur Genesung dauert es wenige Tage, möglicherweise aber auch viele Wochen.
Verursacht wird die Krankheit durch das Epstein-Barr-Virus (EBV), kommt aber nur bei etwa 30% der Kinder und 50% der Jugendlichen zum Ausbruch. Die Ansteckung erfolgt durch Tröpfchen, aber nur durch engen Kontakt und nur bei disponierten, d. h. hierfür gerade empfänglichen Personen. Es dauert fünf bis 15 Tage bis zum Ausbruch. Komplikationen an anderen Organsystemen sind selten.

Die Behandlung besteht aus Bettruhe und gegebenenfalls Halswickeln. Auch Auflagen mit Archangelica-Salbe (s. o. bei „Mumps") und warme Bauchwickel können helfen..
Die homöopathische Behandlung richtet sich nach den im Vordergrund stehenden Beschwerden. Am häufigsten helfen Belladonna D6, Mercurius cyanatus D6 und Apis D6.

■ Geben Sie **Belladonna D6** bei stark geröteten und geschwollenen Mandeln, brennenden Schmerzen, trockenem Hals und Schluckbeschwerden. Das Kind ist heiß, es möchte Ruhe und Wärme.

■ Sind die Mandeln überwiegend von hellen Belägen bedeckt, dann verabreichen Sie **Mercurius cyanatus D6**. Charakteristisch sind Abgeschlagenheit, Mundgeruch, Speichelfluss, eine dick belegte Zunge mit sichtbaren Zahnabdrücken und übelriechende Nachtschweiße.

■ **Apis D6** ist bei Ihrem Kind angezeigt, wenn Mandeln und Gaumenbögen einschließlich des Zäpfchens stark angeschwollen sind und eventuell auch die Umgebung der Augen. Der Kranke hat brennende, stechende Schmerzen, ist schläfrig, fühlt sich zerschlagen und lehnt Wärme ab.

■ **Lachesis D12** geben Sie, wenn die linke Mandel stärker betroffen ist, die Schleimhäute eine violette Farbe, eventuell mit dunklen Punkten, haben und das sehr kranke Kind keine Wärme und keine Berührung verträgt.

■ Ihr Kind braucht **Gelsemium D6,** wenn eine allgemeine Schwäche mit Zerschlagenheit und Benommenheit im Vordergrund stehen. Das Gesicht macht einen verquollenen Eindruck, die Augenlider hängen herab und der Patient ist zittrig.

■ Hält diese ausgeprägte Schwäche besonders lange an, und geht sie mit Schweißen, Durst, Unruhe, Ängstlichkeit und einer Milzschwellung einher, so konsultieren Sie bitte Ihren Kinderarzt und geben unterstützend **Chininum arsenicosum D6:** ein bis zwei Gaben pro Tag.

■ Bewährt (nach Soldner) hat sich die zusätzliche Gabe von **Vincetoxicum D6.**
Sprechen Sie mit Ihrem Kinderarzt bitte in jedem Fall, wenn Ihr Kind ernsthaft am Drüsenfieber erkrankt ist. Eine fachkundige Kontrolle ist notwendig!

Bakterielle Erkrankungen

Die Schulmedizin behandelt diese Krankheiten mit Antibiotika, was aus homöopathischer Sicht nicht zwingend erforderlich ist, jedoch entsprechend dem individuellen Reaktionsvermögen durchaus helfen kann. Daher sollte der Kinderarzt über den Krankheitsverlauf unterrichtet werden.
Wie bei den viralen Kinderkrankheiten stehen dem homöopathisch arbeitenden Arzt auch Krankheitsnosoden – das sind homöopatisch potenzierte Krankheitserreger oder Krankheitsprodukte – zur Verfügung, die, neben potenziertem Eigenblut, bei Komplikationen oder verzögerter Heilung eingesetzt werden können.

Scharlach

Scharlach beginnt plötzlich mit Fieber und Halsschmerzen. Oft treten auch Erbrechen und Schüttelfrost auf. Das Fieber kann sehr hoch sein. Die Mandeln sind vergrößert, stark gerötet und können tupfenartige helle Beläge tragen. Die Zunge ist typischerweise anfänglich belegt, am zweiten oder dritten Krankheitstag stößt sich der Belag ab und die charakteristische Himbeerzunge – kräftig rot mit vergrößerten Papillen – kommt zum Vorschein.

Gleichzeitig mit der Halsentzündung oder am folgenden Tag erscheint ein Exanthem aus sehr vielen, sehr kleinen roten Flecken, die sich von Hals, Oberkörper oder den Achseln aus ausbreiten. Die Beugeseiten aller Gelenke sind vermehrt betroffen. Das Gesicht ist meist flächig gerötet, wobei die Mundumgebung ausgespart bleibt („blasses Munddreieck"). Die Lippen sind jedoch hochrot. Der Ausschlag verschwindet in der Regel nach wenigen Stunden bis neun Tagen. Oft schält sich dann die Haut an Händen und Füßen.

Erreger ist eine bestimmte Gruppe von Streptokokken, von denen fünf verschiedene einen Ausschlag auslösen können und andere eine Infektion ohne Exanthem bewirken. Daher kann Scharlach mehrmals auftreten.

Die Ansteckungsart ist eine Tröpfcheninfektion, man kann sich jedoch auch über Gegenstände infizieren. Bis zum Ausbruch dauert es wenige Stunden bis 20 Tage, im Mittel sind es drei bis fünf Tage.

> ▶ **Wichtig** ◀
>
> Scharlach ist wegen seiner möglichen Komplikationen zum Schreckgespenst geworden, insbesondere wegen dem ab der dritten Woche auftretenden rheumatischen Fieber und der möglichen Nierenentzündung. Diese sind zum Glück jedoch selten.
> Wegen dieser und anderer seltener Komplikationen ist bei der Scharlachbehandlung immer ein Arzt hinzuziehen!

An allgemeinen Maßnahmen kommen alle unter Halsschmerzen und Fieber genannten in Betracht (Ausnahme: keine Wadenwickel). Die wichtigste Therapie ist jedoch eine konsequente Bettruhe, idealerweise für drei (!) Wochen, realistisch für die Zeit des Fiebers plus drei ganze Tage. Anschließend sollte das Kind zu Hause ruhig spielen. Dies ist erfahrungsgemäß notwendig, um Komplikationen vorzubeugen. Geschieht diese Vorbeugung mit einer Penicillinbehandlung, so ist dennoch eine Bett- und Hausruhe von einer Woche ab Exanthemausbruch erforderlich. Welcher Weg für Ihr Kind der geeignetere ist, besprechen Sie bitte mit Ihrem Kinderarzt.

■ Unabhängig von den anderen Maßnahmen helfen Sie Ihrem Kind homöopathisch mit **Belladonna D6,** anfangs häufig, dann zweimal täglich so lange, bis keine Temperaturerhöhung mehr besteht und die Rötung im Hals und der Ausschlag komplett abgeklungen sind.

■ Zusätzlich geben Sie **Phytolacca D4** bei dunkelroten Mandeln und Rachen, deren brennende Schmerzen durch kalte Getränke gebessert werden. Häufig besteht auch ein Zerschlagenheitsgefühl oder muskelkaterartige Gliederschmerzen.

■ **Apis D6** hilft bei glasig geschwollenem Rachen mit Vergrößerung des Zäpfchens. Die Schmerzen haben auch hier einen brennenden, stechenden Charakter, alles wird durch Wärme verschlimmert und durch Kälte gebessert. Dieses Mittel ist auch bei Schwellung der Augenlider und der Beine angezeigt. Daher kann Apis D12 auch im Anschluss an Belladonna, sozusagen als „Nierenschutz", einmal täglich für eine Woche gegeben werden.

Keuchhusten

Dem typischen Keuchhusten geht ein sogenanntes katarrhalisches Stadium mit uncharakteristischem Husten voraus, das sich nicht von einem grippalen Infekt unterscheidet. Erst nach ein bis zwei Wochen entwickeln sich allmählich die typischen Hustenanfälle mit vielen kurzen unmittelbar aufeinanderfolgenden Hustenstößen. Meist wird die Zunge dabei herausgestreckt und das Gesicht läuft intensiv rot an. Nach dem plötzlichen Ende der Hustenstöße wird ein zäher, glasiger (später auch gelber) Schleim ausgestoßen. Oft kommt es hierbei zum Erbrechen. Zwischen den unterschiedlich häufigen Hustenanfällen macht das Kind meist einen relativ gesunden Eindruck, normalerweise ohne Fieber. Die Anfälle können durch Temperaturwechsel, Essen, Trinken und psychische Faktoren ausgelöst werden.

Auslöser der Krankheit ist das Stäbchenbakterium Bordetella pertussis, das durch Hustentröpfchen übertragen wird. Es vermehrt sich auf den Schleimhäuten und setzt Gifte (Toxine) frei. Diese schädigen die oberste Zellschicht, führen zu einer Entzündungsreaktion – dadurch zu einer Verdickung und Verengung der Atemwege – und Schleimbildung.

Die größte Ansteckungsgefahr besteht während des Katarrhalstadiums. Dieses Stadium

Wichtig

Säuglinge mit Keuchhusten müssen umgehend in stationäre Behandlung!

entwickelt sich ein bis zwei Wochen nach Ansteckung. Der eigentliche Keuchhusten dauert drei bis vier Wochen; danach klingen die Anfälle langsam ab. In der Folge besteht eine langjährige – nicht lebenslange! – Immunität. Wenn beim nächsten Infekt wieder ähnliche Hustenanfälle auftreten, so ist das nur ein „Erinnerungshusten".

An Komplikationen kann es zu Lungenentzündung, Mittelohrentzündung oder einer Gehirnreizung kommen, heutzutage aber glücklicherweise selten. Lediglich Säuglinge müssen umgehend in stationäre ärztliche Behandlung, denn bei ihnen kann anstatt des Hustens eine gefährliche Atempause auftreten.

Die allgemeinen Maßnahmen und die homöopathische Behandlung entsprechen denen des Hustens. Besonders bewährt haben sich heiße Brustwickel mit Zitronensaft, unterstützt durch Wärmflaschen am Abend vor dem Einschlafen (s. o. S. 28).

Die homöopathische Behandlung ist hier äußerst schwierig und sollte besser einem Fachmann überlassen werden. Auch vom Homöopathen darf man kein schlagartiges Verschwinden der Krankheit erwarten, sondern nur eine Linderung und Verkürzung. Trotzdem möchte ich Ihnen die am häufigsten angezeigten Arzneimittel nennen.

- **Drosera D6** hilft bei bellendem, hartem, trockenen Reizhusten, der sehr quälend ist. Nasenbluten, Erbrechen oder blutiger Schleim sind häufig. Am schlimmsten ist es zwischen Mitternacht und zwei Uhr morgens.

- **Ipecacuanha D6** geben Sie bei trockenem Husten, aber viel schwer aushustbarem Schleim in der Lunge. Es kommt zu Brechwürgen. Die Zunge ist nicht belegt. Ihr Kind hat ein blasses Gesicht, das mit kaltem Schweiß bedeckt ist. Nach einem Anfall ist es kurzzeitig erschöpft.

- **Coccus cacti D4** wirkt zuverlässig bei deutlichem Rasseln und maschinengewehrartigen Hustensalven. Viel heller, fadenziehender Schleim läuft aus dem Mund. Am schlimmsten ist der Keuchhusten beim Aufwachen und kurz vor Mitternacht.

- **Corallium rubrum D4:** Hier ähnelt der Husten dem bei Coccus. Schon vor dem Anfall schnappt das Kind nach Luft und sein Gesicht ist dunkelrot. Es kommt zu Nasenbluten; fadenziehender Schleim bildet sich. Der Patient ist erschöpft.

Übersicht über die Kinderkrankheiten

Krankheit	Inkubationszeit	Prodromalstadium	Fieber
Windpocken	10–21 (–28) Tage		keines, gering
Masern	12–15 Tage	nach 8–12 Tagen mit Fieber, roten Augen, Husten, Schnupfen	zweiphasig hoch
Mumps	12–25 Tage		mittel – hoch
Röteln	16–18 (–21) Tage	nach 14–18 Tagen Fieber, Husten, Lymphknotenschwellung	mäßig
Ringelröteln	6–14 Tage		
Drei–Tage–Fieber	5–15 Tage		hoch für 3–5 Tage
Mundfäule	wenige Tage		hoch
Pfeiffersches Drüsenfieber	5–15 Tage		hoch
Scharlach	2–5 Tage		gering – mittel
Keuchhusten	2–4 Wochen	nach 1–2 Wochen uncharakteristischer Husten	gering – keines

Exanthem	Ansteckungsart	Ansteckungszeit
„Sternenhimmel", Bläschen, Pustel und Krusten	Hautkontakt, Tröpfchen (Inkub.), Luft	1–2 Tage vor Krankeitsausbruch bis zu 5 Tage nach Auftreten der letzten Bläschen
Prodromalstadium: weiße Flecken auf der Wangenschleimhaut Masern: erhabene rote Flecken (3–5 mm), später zusammenlaufend, Beginn hinter den Ohren und im Gesicht, Ausbreitung auf ganzen Körper	Tröpfchen, weit!	3–5 Tage vor Exanthemausbruch bis 1–2 (–4) Tage danach
	Tröpfchen und kontaminierte Gegenstände	3–5 Tage vor Drüsenschwellung bis 9 Tage danach
rote, eventuell leicht erhabene Flecken nicht zusammenlaufend, Beginn im Gesicht, Ausbreitung besonders auf Rücken und Streckseiten	Tröpfchen	7 Tage vor Exanthemausbruch bis 7 Tage danach
„schmetterlingsförmige" Gesichtsrötung, dann girlandenförmig besonders an Armen und Beinen	Tröpfchen, Hände	7 Tage vor Exanthemausbruch
nach Fieberabfall: kleinfleckig, kaum erhaben, konfluierend, Beginn am Stamm und im Nacken	Speichel, Tröpfchen	das Virus bleibt im Körper und wird von Zeit zu Zeit im Speichel von gesunden Personen ausgeschieden
	Speichel, Tröpfchen	Viruspersistenz (wie Drei-Tage-Fieber)
allergisches Exanthem bei Behandlung mit Ampicillin	Speichel	Viruspersistenz (wie Drei-Tage-Fieber)
„Himbeerzunge", kleinfleckig, Beginn auf der Brust, Ausbreitung auf ganzen Körper, besonders Leiste, das Munddreieck bleibt weiß, später Schuppung	Tröpfchen (Gegenstände)	ab Krankheitsbeginn bis zu 4 Wochen (ab Antibiotikum max. 24 Stunden)
	Tröpfchen (eng)	ab Prodromalstadium bis zum frühen Keuchhustenstadium, z. T. aber noch 4 bis 6 Wochen

■ **Arnica D6** geben Sie, wenn das Kind schon vor dem Anfall und auch hinterher weint. Es ist erschöpft. Beim Anfall läuft sein Gesicht dunkelrot an. Es kommt zu blutigem Auswurf und zu Nasenbluten. Am schlimmsten wird alles nachts – vor Mitternacht – und durch Bewegung.

■ Bei **Cuprum metallicum D6** sind die Anfälle schwer und lang andauernd, dazwischen gibt es lange Pausen. Das Gesicht ist blau. Nach dem Anfall kommt es zu Erbrechen und Erschöpfung. Es können Krämpfe auftreten. Schlimmer wird es nachts.

Bitte verständigen Sie bei Säuglingen, schwerer Atemnot, Fieber und bei Krampfanfällen sofort einen Arzt!

Vorbeugung

Die beste Vorbeugung ist eine vernünftige Lebensführung, um Körper und Geist im Gleichgewicht zu halten. Dadurch wird eine gute Reaktionsfähigkeit erreicht. Nur noch starken krankmachenden Erregern gelingt es, dieses Gleichgewicht zu stören.

Eine andere mögliche Vorbeugemaßnahme sind Impfungen. Wenn Sie es schaffen dieses Thema angstfrei zu betrachten und wenn Sie nicht die Verant-

wortung für die Gesundheit Ihrer Kinder bei irgendwelchen Institutionen abgeben wollen, dann müssen Sie sich umfassend informieren. Machen Sie sich die Vor- und Nachteile jeder Impfung bewusst und auch die Vor- und Nachteile des Nicht-Impfens! H.-U. Albonico (s. Literaturverzeichnis im Anhang) hat durch eigene Untersuchungen und ein umfangreiches Literaturstudium erstaunliche Tatsachen aufgedeckt. Impfungen sind ein Eingriff in das Immunsystem des Kindes. Auch sie sind zum Teil mit Nebenwirkungen behaftet: Es wird sogar ein Zusammenhang mit chronischen Krankheiten wie z. B. mit Allergien, Morbus Crohn und Diabetes vermutet. Durch die Kinderkrankheit selbst jedoch kann eine chronische Krankheit oder Entwicklungsverzögerung verschwinden. Nicht zuletzt sorgt eine so tiefgreifende Krankheit wie Masern nicht nur für eine Erneuerung der körpereigenen Eiweißstoffe, sondern die Krankheit gibt dem Kind auch die Möglichkeit neuartige Erfahrungen in dieser „Grenzsituation" zu sammeln. Das fördert seine seelische Ausgeglichenheit hinterher.

Daher befürworte ich eine individuelle, Vor- und Nachteile abwägende Impfpraxis.

Schlaf- und Gedeih- störungen, chronische Krankheiten

Schlafstörungen

Schlafstörungen können vielerlei Ursachen, körperlicher oder seelischer Art, haben (s. auch oben, S. 7). In den meisten Fällen wirken die Eigenart des Kindes und verschiedene Umwelteinflüsse in einer ungünstigen Weise zusammen. Nur die Einflüsse der Umwelt können Sie beeinflussen. Beobachten Sie deshalb genau:

■ Ist mein Kind in irgendeiner Weise überfordert, durch Schule, Hobbys, Ansprüche von Seiten der Eltern?

■ Ist mein Kind großer Unruhe ausgesetzt durch Lärm, Radio, Fernsehen, Video, Zänkereien oder einem hektischen Tagesablauf?

■ Leidet mein Kind unter Ängsten, Frustrationen oder unter einem – vielleicht auch nur vermeintlichen – Mangel an Zuneigung, Aufmerksamkeit, Anerkennung?

■ Kann es sein, dass sich Ihre – der Eltern – eigenen Ängste, Unsicherheiten oder Spannungen auf das Kind übertragen?

Aus diesen Fragen können Sie schon einige Maßnahmen ableiten. Führen Sie einen geregelten Tagesablauf ein mit festen Orientierungspunkten für Ihr Kind. Beginnen Sie den Tag ruhig und ausgeglichen und lassen Sie ihn langsam ausklingen. Beenden Sie ihn mit einem ruhigen Gespräch, mit jedem Kind einzeln und mit einem Lied, Gebet oder einer Geschichte. Reduzieren Sie den Fernsehkonsum. Denken Sie auch daran, dass ein spätes, schweres Abendessen unangenehm im Magen liegt und zu viel Süßes am Abend den Blutzuckerspiegel schon bald wieder unter die „Hunger"-Grenze fallen lässt. Also lieber früh, leicht und vollwertig zu Abend essen.

Lüften Sie das Zimmer vor dem Schlafen und entfernen sie alle Elektrogeräte – auch Lampen oder das Babyphon! – in einem Umkreis von mindestens einem Meter um das Bett. Auch ein sogenannter Netzfreischalter kann hier gute Dienste leisten. Er hilft allerdings nur wenn im ganzen Zimmer kein Elektrogerät eingeschaltet ist (Licht, Wecker) und alle Trafo-Stecker gezogen sind. Manchmal wirkt aber auch eine meist einfache Maßnahme Wunder: Stellen Sie das Bett an einen anderen Platz. Unterstützen sie diese Maßnahmen mit Wechselfußbädern oder -duschen und einem **Kräutertee** zum Abendessen aus Melissenblüten (Folia Melissae), Lavendelblüten (Flores Lavendulae), Baldrianwurzel (Radix Valerianae), Hopfen (Strobuli Lupuli) und Johanniskraut (Herba Hyperici).

Bei chronischen Schlafstörungen ist jedoch nur eine Konstitutionsbehandlung Erfolg versprechend.

Bei vorübergehender Unausgeglichenheit kommen folgende homöopathische Arzneimittel in Frage:

- Das **Chamomilla**-Kind ist jähzornig und widerspenstig. Es will nicht ins Bett und will nicht schlafen, obwohl es müde ist. Es will nicht im Bett bleiben. Am liebsten möchte es herumgetragen werden. Im Schlaf zuckt es häufig und oft schreckt es wieder auf. Am besten hilft die Potenz **D12.**

- Für **Stramonium D12** kennzeichnend ist die Angst vor der Dunkelheit. Das Kind möchte immer ein kleines Licht anhaben. Der Schlaf ist unruhig und mit Albträumen. Hierbei schreit es plötzlich, ohne richtig wach zu werden.

- Ein Kind, das **Phosphorus D12** benötigt, braucht dagegen ein helles Licht. Auch ist es sehr liebesbedürftig und möchte noch möglichst lange mit der Mutter schmusen. Oft schaukelt es beim Einschlafen oder Schlafen.

- **Arsenicum album D12** hilft bei einem unruhigen, ängstlichen Kind, das Angst vor dem Alleinsein hat. Daher möchte es nur im Elternbett schlafen. Oft wacht es um Mitternacht auf und kuschelt sich ganz nah an die Mutter.

- Wacht Ihr Kind mitten in der Nacht auf, ist lebhaft und gut gelaunt und möchte jetzt spielen, so geben Sie ihm **Cypripedium pubescens D6.** Tagsüber ist solch ein Kind eher unruhig.

- Bei **Coffea arabica D12** kann das Kind wegen vieler (auch schöner) Gedanken nicht einschlafen und ist lange hellwach. Das ist übrigens ein Paradebeispiel für ein homöopathisches Simile: So geht es uns doch, wenn wir zu viel Kaffee getrunken haben!

Gedeihstörungen

Für eine unzureichende Gewichtszunahme gibt es so viele mögliche Gründe, dass es besser ist, bei Verdacht darauf den Kinderarzt zu konsultieren. Dieser wird Ihre Vermutung erst einmal überprüfen, denn auch zarte Kinder können normal gedeihen. Es müssen nicht alle Kinder solche „Wonnebrocken" wie in der Babybrei-Werbung werden. Bei mangelnder Gewichtszunahme müssen vom Arzt körperliche Ursachen ausgeschlosssen werden.

Auch Art und Menge der angebotenen Nahrung müssen überprüft und gegebenenfalls korrigiert werden. Psychische Probleme können sich ebenfalls als Essstörungen zeigen, mit denen sich ein Fachmann beschäftigen muss.

■ Lediglich ein Mittel möchte ich Ihnen verraten, für den Fall, dass Appetitlosigkeit und Schwäche als Folge einer Krankheit oder Operation auftreten. Hier geben Sie **China**

D6. Zusätzlich verabreichen Sie dreimal täglich über längere Zeit einen Teelöffel Schlehenelixier in etwas Wasser.

Chronische Krankheiten

Bei chronischen Krankheiten, zu denen auch die immer häufiger werdenden Allergien zählen, kann durch Homöopathie zusammen mit Ernährung und allgemeinen Maßnahmen sehr viel erreicht werden, denn die Homöopathie wirkt ja auf die Energie, die Reaktionsfähigkeit, des ganzen Menschen. Dieser muß auch in allen Einzelheiten betrachtet werden, um das passende Konstitutionsmittel zu finden. Hierfür sind die langjährige Ausbildung und Erfahrung eines Fachmanns notwendig. Erwarten Sie aber keine Wunderheilung, denn die Krankheitszeichen bilden sich meist nur langsam und in der umgekehrten Reihenfolge ihres Auftretens zurück.

Unfälle

Stumpfe Verletzungen

Selbst durch die größten Vorsichtsmaßnahmen werden Sie kleinere Blessuren bei Ihrem Kind nicht verhindern können. Trösten Sie sich damit, dass Ihr Kind Erfahrungen sammelt und mit der Zeit lernt Gefahren selbst einzuschätzen. Große Gefahrenquellen müssen Sie aber unbedingt entfernen. Ab dem Zeitpunkt, an dem Ihr Kind laufen kann, sollte ein Schutz gegen Tetanus vorhanden sein.

Bei stumpfen Verletzungen – Prellung, Quetschung, Zerrung, Verstauchung – ist die Haut nicht verletzt. Wichtig ist, die betroffene Stelle etwa zehn Minuten zu kühlen, um den Schmerz zu lindern und um einen weiteren Blutaustritt ins Gewebe zu verhindern. Ich habe immer vorsorglich eine Kühlpackung im Gefrierfach, die ich dann in einen Baumwollsocken stecke. Bei einer Kopfprellung kann man das Ganze dann z. B. unter eine Mütze schieben.

Anschließend oder auch sofort – aber nur bei unverletzter Haut! – machen Sie Umschläge mit einer Mischung aus Arnica-Essenz und neun Teilen Wasser. Das damit getränkte Tuch wird glatt auf die Verletzung gelegt und dünn und locker mit einer Binde fixiert. Bei Bedarf kann dieser Umschlag 24 Stunden liegen bleiben, muss aber immer wieder getränkt werden. Anschließend verwenden Sie Arnica-Salbe. Das verletzte Körperteil sollte möglichst hoch gelagert und nicht bewegt werden.

■ Zusätzlich geben Sie bei jeder Verletzung, egal welcher Art, Größe oder Schwere **Arnica D6.**

■ Wenn die psychische Verletzung oder der Schockzustand – z. B. als Unfallzeuge – im Vordergrund stehen, geben Sie **Aconitum D30.**

■ Ist am Unfallschock auch eine körperliche Verletzung beteiligt, dann geben Sie zusätzlich **Arnica D30** nach einigen Minuten.

Arnica ist ein wahres „Wundermittel", es verhindert übermäßige Blutergüsse und Schwellung und sorgt für eine rasche Rückbildung. Nach eingetretener Besserung geben Sie es in der Potenz D6 einmal täglich, bis die Symptome verschwunden sind.

Im Wechsel mit Arnica können Sie bei Bedarf folgende Mittel geben:

■ **Ruta D6** bei Knochenprellung und Verletzung der Knochenhaut – z. B. bei einem Schienbeintritt – oder wenn sich Ihr Kind am ganzen Körper zerschlagen fühlt. Kälte verschlechtert hier im Allgemeinen.

■ **Symphytum D6** hilft bei einer Prellung im Gesicht und beim blauen Auge.

■ **Hypericum D6** geben Sie bei einer Nervenverletzung oder bei Verletzung von besonders empfindlichem Gewebe, wie Finger oder Genitale, ebenso bei Wirbelsäulen- oder Steißbeinprellung.

■ **Bellis perennis D6** hilft bei einer besonders tiefen Quetschung, wie z. B. nach einem Pferdetritt oder „Pferdekuss" (Biss ohne Hautverletzung).

■ Als Folgemittel von Arnica nach einigen Tagen oder auch zusätzlich hat sich **Rhus toxicodendron D12** bei Verstauchungen, Bänderzerrung oder Muskelüberbeanspruchung (Muskelkater) mit ziehenden Schmerzen und durch die Schmerzen bedingter Unruhe bewährt. Charakteristisch ist, dass die Bewegung anfangs schmerzhaft ist, die Schmerzen bei fortgesetzter Bewegung nachlassen und bei Überanstrengung wieder auftreten. Bessernd wirken Wärme, Druck und Reiben.

■ Sind die starken Schmerzen weiterhin nur durch ein kaltes Bad oder Umschläge zu bessern, und ist das verletzte Gelenk steif, so weist dies auf **Ledum D6** hin. Trotz allgemeiner Frostigkeit verschlechtert Bettwärme.

■ Ist jede kleinste Bewegung schmerzhaft und nur Ruhe und fester Druck bessern, dann versuchen Sie es mit **Bryonia D6.** Konsultieren Sie bitte einen Arzt

■ bei starken Schmerzen, die sich nicht bessern,

■ wenn nach einem Sturz das Hand- oder Ellenbogengelenk anschwillt oder geschont wird,

■ sofort, wenn nach Zug am Arm – bei „Engelein flieg" – dieser nicht mehr hochgehoben werden kann,

■ wenn nach einem Sprung oder Sturz das Bein nicht mehr belastet wird.

Knochenbrüche

Wichtig ist sofort mit der Gabe von Arnica zu beginnen und das betroffene Körperteil möglichst ruhig zu halten. Bei unverletzter Haut helfen kühlende Umschläge. Selbstständ-

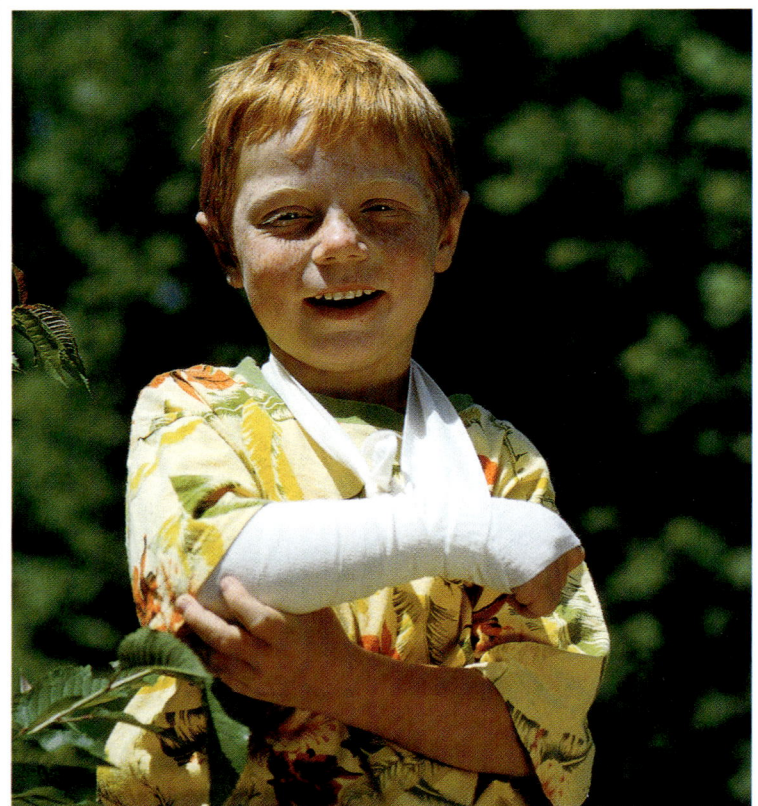

Auch die Heilung eines Knochen-bruchs kann homöopathisch unterstützt werden

lich muss der Bruch durch einen Chirurgen oder Orthopäden diagnostiziert und behandelt werden. Treten im Gips starke Schmerzen auf, so fahren Sie sofort zum behandelnden Arzt oder in ein Krankenhaus!

■ Unterstützen Sie die Knochenheilung nach der ärztlichen Versorgung mit einer Mischung aus **Arnica D6, Calcium phosphoricum D6** und **Symphytum D6.** Von dieser Mischung, die Sie in der Apotheke erhalten, geben Sie dreimal täglich fünf Tropfen (erst schütteln!) in einem (Plastik-) Teelöffel Wasser. Oder Sie lösen je fünf Kügelchen in einem halben Glas Wasser auf und entnehmen nach erneutem Umrühren mit einem Plastiklöffel dreimal täglich zwei Teelöffel davon.

■ Bei anhaltenden Schmerzen – nach ärztlicher Kontrolle – geben Sie **Hypericum D6** dazu.

Schädelprellung

Kleine Kinder stürzen leider häufig auf den Kopf, glücklicherweise meist ohne Folgen.

Auch hier helfen Kühlung und Arnica-Umschläge.

■ Homöopathisch bewährt ist in diesem Fall **Arnica D6** mit **Hypericum D6** im Wechsel gegeben, und zwar je fünf Gaben am ersten Tag, je drei Gaben am zweiten Tag und je zwei Gaben am dritten Tag, bei Bedarf auch länger, nicht aber kürzer.

Sie – oder eine andere Person, die Ihr Kind gut kennt – müssen es mindestens 60 Stunden gut beobachten, damit sofort auffällt, wenn es sich ungewöhnlich verhält.

Begeben Sie sich in ärztliche Kontrolle, bei

■ Bewusstlosigkeit,

■ auffallender Müdigkeit,

■ Verwirrtheit oder inadäquater Reaktion,

■ Sehstörungen oder unterschiedlicher Pupillengröße,

■ Erbrechen,

■ Steifheit oder Zuckungen der Arme und/oder Beine oder

■ sehr massivem Trauma oder Unsicherheit Ihrerseits.

Scharfe Verletzungen, Blutungen

Jede Wunde wird zur Reinigung, Blutstillung und Heilungsbeschleunigung mit Calendula-Essenz behandelt. Ein Teil Essenz wird hierfür mit neun Teilen Wasser verdünnt. Eine verschmutzte Wunde tupfen Sie mit einer hierin getränkten Kompresse vorsichtig ab. Nicht reiben!

Ansonsten legen Sie die Kompresse auf – wenn nötig unter leichtem Druck –, bis die Blutung nachlässt. Bei starker Blutung wird das entsprechende Körperteil möglichst hoch gelagert. Oberflächliche Wunden lassen Sie trocknen. Tiefe Wunden werden tagsüber mit einem Pflaster geschützt, nachts muss auch hier zur Heilung Luft hin.

Eine ärztliche Versorgung ist erforderlich bei

■ Bisswunden (immer!),

■ Wunden am Kopf oder im Gesicht,

■ sehr großen oder tiefen oder klaffenden Wunden,

■ stark verschmutzten Wunden oder

■ gequetschten oder sehr ausgefransten Wundrändern.

Bei allen Arten von Wunden geben Sie **Arnica D6** als Basisarznei.

■ Ist die Wunde besonders tief und schmerzhaft, geht sie mit einer Nervenverletzung einher oder befindet sie sich an einem Finger oder Fuß, dann hilft **Hypericum D6** zusätzlich.

■ Bei einer tiefen Schnittwunde mit Überempfindlichkeit oder einer schmerzenden Operationswunde geben Sie **Staphisagria D6.**

▪ Bei stark blutenden Wunden mit dunklem Blut geben Sie **Hamamelis D4.**

▪ Bei Riss-Quetsch-Wunden – stark gequetschte, zerfetzte Wundränder – und schlecht heilenden Wunden hilft **Calendula D4.**

▪ Bei Stichwunden mit stechenden, pochenden oder kribbelnden Schmerzen geben Sie **Ledum D6.** Die Wunde ist rot und die Schmerzen werden durch Baden in kaltem Wasser gelindert.

▪ Ist die Stichwunde rot, stark glasig geschwollen und sehr heiß, dann geben Sie **Apis D6.** Wärme und Berührung erträgt der Patient überhaupt nicht.

Nasenbluten ist bei Kindern häufig und meist harmlos. Das Kind soll sich sitzend nach vorne beugen, damit das Blut ablaufen kann. Legen Sie einen kalten Waschlappen auf die Nase und einen anderen in den Nacken des Kindes. Hört die Blutung nicht auf, so drücken Sie die Nasenflügel nahe am Knochenrand zusammen und fordern das Kind auf, durch den Mund zu atmen.

▪ Erstaunlich schnell bei Nasenbluten hilft **Phosphorus D12.** Als Ersatz können Sie notfalls auch **Ferrum phosphoricum** versuchen.

▪ Tritt keine sofortige Blutstillung ein, geben Sie es mit **Hamamelis D4** in fünfminütigem Wechsel.

Verbrennung und Verbrühung

Kleinkinder verbrühen sich oft mit frisch aufgebrühtem Tee, den sie mitsamt Tischdecke herunterziehen oder wenn sie einen Topf vom Herd ziehen. Denken Sie daran und ergreifen Sie vorbeugende Maßnahmen!

Hat sich Ihr Kind verbrüht, so entfernen Sie alle feuchten Kleidungsstücke und kühlen die betroffenen Hautstellen mindestens zehn Minuten mit Wasser. Bei größeren Flächen verwenden Sie Dusche, Eimer oder Wanne, jedoch nur mit laukühlem Wasser, damit das Kind nicht auskühlt.

Bereiten Sie eine Mischung aus einem Teil Wala-Brandessenz mit neun Teilen Wasser und tränken Sie hierin ein sauberes Tuch, mit dem Sie die Verbrühung abdecken. Ist die betroffene Stelle nicht wesentlich größer als ein Fünfmarkstück und bilden sich keine Blasen, so können Sie die äußerliche Behandlung mit Wund- und Brandgel (Wala) oder Combudoron-Gelee (Weleda) weiter selbst durchführen. In allen anderen Fällen packen Sie Ihr Kind warm ein, geben ihm viel zu trinken und bringen es in die nächste Klinik.

Das Vorgehen bei Verbrennungen ist identisch. Anheftende Kleidungsstücke dürfen Sie nie entfernen: Setzen Sie das ganze Kind ins Wasser oder legen Sie das entsprechende Körperteil ins Wasser und entfernen Sie dann nur das, was sich von selbst löst!

▦ Ist Ihr Kind blass vor Schmerzen, ängstlich, unruhig, zittrig und kaltschweißig, so verabreichen Sie eine Gabe **Aconitum D30,** ersatzweise **Aconitum D6** alle fünf Minuten bis zur Besserung.

▦ Bei einer Verbrennung oder Verbrühung 1. Grades ist die oberste Hautschicht stark gerötet, die Schmerzen brennen und stechen. Hier hilft **Urtica urens D6.**

▦ Bei einer Verbrennung 2. Grades zeigt sich eine flächige Rötung mit Blasenbildung, darunter wunde, nässende Haut. Es bestehen starke brennende, schneidende, stechende Schmerzen. In diesem Fall geben Sie **Cantharis D6.** Ihr Kind muss ärztlich versorgt werden!

Hat sich in der Folge bereits eine neue, dünne Haut gebildet, so geben Sie **Causticum D6,** insbesondere bei Neigung zu schrumpfender oder überschießender Narbenbildung. Äußerlich empfiehlt sich jetzt Combudoron-Salbe (Weleda).

▦ Bei einer Verbrennung 3. Grades ist die gesamte Hautschicht zerstört. Schmerzen entstehen nur im Randbereich. Behandeln Sie wie oben; die Behandlung ist langwierig und ärztliche Versorgung ist unbedingt notwendig.

Sonnenbrand und Sonnenstich

Ein Sonnenbrand ist eine mehr oder weniger starke Verbrennung der Haut – meist 1. Grades – und wird wie eine solche behandelt.

Beim Sonnenstich ist Ihr Kind unruhig oder benommen. Es hat Fieber und muss eventuell auch erbrechen. Hier geben Sie **Belladonna D6** viertelstündlich. Bei ausgeprägter Symptomatik mit Kopfschmerzen, möglicherweise einer Schwellung im Augenbereich, Zerschlagenheit und Wärmeunverträglichkeit hilft **Apis D6**. Ist Ihr Kind jedoch blass mit kaltschweißiger Haut, allgemeinem Kältegefühl und Verlangen nach Wärme, so braucht es **Veratrum album D6** zur wirksamen Unterstützung des Kreislaufs.

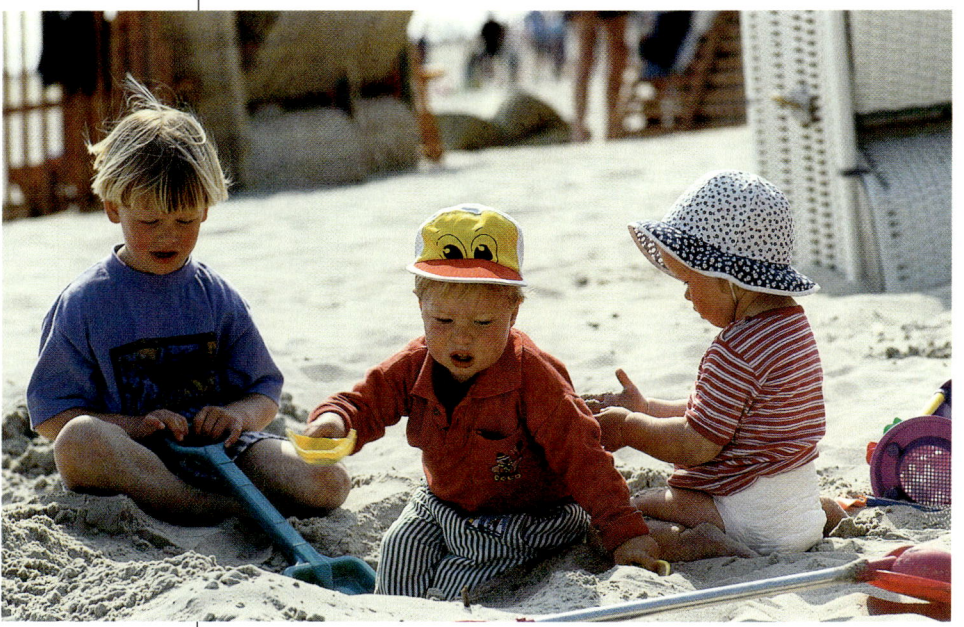

Insektenstiche und Bisse von Spinnen, Zecken oder Milben

Die individuelle Reaktion auf Insektenstiche ist sehr unterschiedlich. Gerade für ganz Kleine ist die Vorbeugung gegen Mückenstiche mit einem Insektennetz wichtig. Den Größeren sollten Sie durch Ihr Verhalten ein Vorbild sein und bei einer Wespe nicht wild um sich schlagen und schreien, denn das macht sie erst angriffslustig. Lassen Sie Ihr Kind keine süßen Sachen unbeaufsichtigt im Freien essen oder trinken! Ein Wespenstich im Mund kann lebensgefährlich sein. Sollte dieser Fall wirklich eintreten, lassen Sie Ihr Kind Eiswürfel lutschen und rufen Sie sofort einen Arzt.

Bei allen Insektenstichen ist Kühlung die wichtigste Erstmaßnahme. Anschließend tragen Sie Wund- und Brandgel (Wala) oder Combudoron-Gelee (Weleda) auf. Bei Bienenstichen müssen Sie zuerst den Stachel entfernen: Bitte seien Sie dabei vorsichtig und drücken Sie nicht auf die meist noch daran hängende Giftdrüse. Hier, wie auch bei Wespenstichen, hat sich das Auflegen einer frisch angeschnittenen Zwiebel bewährt.

■ Eine homöopathische Behandlung von Stichen jeglicher Art ist nur bei einer sehr starken Reaktion erforderlich. Das klassische Mittel ist **Apis D6** – Apis ist die Biene. Potenziert vermag sie die Symptome aufzuheben, die ein Bienenstich normalerweise auslöst: starke Schwellung, Rötung, Überhitzung mit brennenden, stechenden Schmerzen. Kälte bessert.

■ Verschlechtert sich der Allgemeinzustand Ihres Kindes und es wird blass, ängstlich, unruhig, benommen oder verwirrt, so müssen Sie sofort den Notarzt rufen. Bis zu seinem Eintreffen geben Sie **Aconitum D30,** ersatzweise D12, D6.

■ Bei einem (bevorstehenden) Kreislaufkollaps mit (Unruhe,) Schwäche und eiskalter Haut hilft **Veratrum album D6.** Beobachten Sie die Einstichstelle einige Tage. Bildet sich die Entzündung nicht zurück, sondern entsteht ein heller Punkt, so entfernen Sie die darüber liegende Kruste und halten die Wunde durch eine aufgelegte Kompresse mit verdünnter Brandessenz offen. Bei anhaltenden Beschwerden müssen Sie einen Kinderarzt aufsuchen.

Bissverletzungen können durch Insekten (Bremse) oder Gliederfüßler, wie Zecken (Holzbock), Milben („Beiß") oder Spinnen verursacht werden. Die Behandlung ist im Prinzip die gleiche wie bei Stichen.

■ Eine Zecke muss vor der Behandlung entfernt werden: je eher, desto besser. Am besten geht das mit einer Zeckenpinzette, zur Not mit den Fingernägeln. Dabei darf man keinen Druck auf den Zeckenkörper ausüben. Die Zecke wird möglichst nah an der Haut gepackt und vorsichtig herausgedreht. Die Bissstelle decken Sie für drei Tage mit Calendula-Creme ab. Geben Sie für drei Tage jeweils drei Gaben von **Mercurius solubilis D12.** Langes Manipulieren, Öl, Creme oder Kleber würden eine Speichelabsonderung mit erhöhter Infektionsgefahr bewirken.

Zwei Krankheitserreger können durch Zecken übertragen werden:

1. Borellien, eine Bakterienart, die bei unbehandelter Erkrankung als Spätfolge zu Gelenk-, Herz- und Nervenschäden führen kann.

Zuerst, nach etwa einer Woche und maximal sieben Wochen, treten circa handtellergroße rote Flecken meist – aber nicht immer – in der Nähe der Bissstelle auf. Manchmal kommt es zu grippeähnlichen Beschwerden. Eine sofortige ärztliche Behandlung mit Antibiotika ist Erfolg versprechend.

2. Viren, welche die Frühsommer-Meningo-Enzephalitis (FSME) auslösen können.

Auch hier treten (wenn überhaupt) nach ein bis zwei, maximal vier Wochen grippeartige Beschwerden auf, meist mit Fieber und Kopfschmerzen. Nach einer kurzen gesunden Phase entwickelt sich bei einem kleinen Teil dieser Kinder die Hirnhautentzündung, die glücklicherweise meist folgenlos abheilt. Diese Viren kommen in den Zecken nur in bestimmten, begrenzten Gebieten vor. Nur dort ist eine vorsorgliche Impfung in Betracht zu ziehen! Eine passive Immunisierung innerhalb von 48 Stunden nach dem Biss ist ebenfalls möglich.

▪ Steht die Schwellung bei einer Bissverletzung im Vordergrund, ist **Apis D6** angezeigt, ist der starke Juckreiz am störendsten, dann geben Sie **Rhus tox D6,** bei Eiterung **Mercurius D12.**

▪ Bei Spinnenbiss oder wenn die tiefe, nässende Bissstelle schlecht heilt, geben Sie **Aranea D6.** Typisch sind auch bohrende Schmerzen, kalte Hände, Kribbeln sowie ein Taubheitsgefühl.

Vergiftung, Verätzung

Sicher ist auch hier Vorbeugung groß zu schreiben, denn die roten Beeren im Garten, die Zigaretten, die Tabletten oder schönen bunten Putzmittelflaschen sind für Ihr Kind einfach zu verführerisch. Lassen Sie Zigaretten und Kippen nie liegen und bewahren Sie Tabletten und Putzmittel in verschließbaren Schränken auf. Erklären Sie Ihrem Kind möglichst bald die Gefahren und zeigen Sie ihm, wofür der Inhalt der Flaschen und Schachteln benötigt wird.

Im Vergiftungsfall gilt es Ruhe zu bewahren. Geben Sie Ihrem Kind möglichst viel klares Wasser zu trinken, keine Milch und nichts zu essen. Lediglich bei Zigaretten, Medikamenten und Giftpflanzen können Sie versuchen, Ihr Kind erbrechen zu lassen, indem Sie es über Ihre Knie legen und ihm Ihren Finger in den Hals stecken. Das Erbrochene nehmen Sie mit in die Klinik. Bewusstlose Kinder darf man nie erbrechen lassen, denn sie können an ihrem Erbrochenen ersticken!

Bei Lösungsmitteln, Säuren, Laugen, Waschmitteln und unbekannten Substanzen darf kein Erbrechen ausgelöst werden, denn die Gefahr durch Verätzung und Schaumbildung ist größer als der mögliche Nutzen.

In jedem Fall bringen Sie Ihr Kind möglichst bald zum Kinderarzt oder in die nächste

Kinderklinik. Nehmen Sie unbedingt die giftige Substanz in Originalverpackung mit (Tabletten mit Schachtel, Zweig mit Beeren und Blättern) und versuchen Sie abzuschätzen, wie viel davon aufgenommen wurde. Bei Unklarheiten erhalten Sie vom Giftnotruf rasch genaue Anweisungen.

■ Falls Sie die Giftpflanze sicher kennen und Sie zufällig das entsprechende potenzierte Arzneimittel zur Hand haben, können Sie es bis zum Eintreffen beim Arzt alle 10 bis 15 Minuten verabreichen, z. B. bei Eisenhut – hier besteht akute Lebensgefahr! – Aconitum, bei Tollkirsche Belladonna.

■ Ist eine giftige oder ätzende Substanz auf die Haut gekommen, so spülen sie diese mit viel klarem Wasser ab. Anschließend wird mit Wasser und Seife gewaschen. Benetzte Kleidung wird rasch und vollständig entfernt. Ist das Auge betroffen, wird es aufgehalten und ebenfalls mit viel Wasser gespült.

Bei jeder Verätzung geben Sie zuerst **Causticum D6**, anschließend verfahren Sie so wie bei einer Verbrennung. Denken Sie immer auch an den Selbstschutz!

Etwas verschlucken oder sich verschlucken

Kleine Kinder nehmen bekanntlich alles in den Mund und schlucken auch so einiges hinunter. Räumen Sie daher lieber alle kleinen Gegenstände außer Reichweite und vergessen Sie dabei auch nicht die Hydrokulturpflanzen! Ist bereits etwas verschluckt, dann bewahren Sie Ruhe, denn meistens kommt es auch wieder auf natürlichem Wege heraus. Geben Sie Ihrem Kind weiche Semmeln zum Nachessen, größeren Kindern Sauerkraut. Kontrollieren Sie den Stuhl sorgfältig durch dünnes Ausstreichen. Ist der Fremdkörper nach drei Tagen noch nicht erschienen oder hat Ihr Kind Schluckbeschwerden, ein Druckgefühl oder andere Beschwerden, dann gehen Sie bitte zum Arzt. Lediglich Knopfzellen-Batterien müssen sofort in einer Klinik entfernt werden.

Was das Sich-verschlucken angeht, so sind hier besonders Apfelschalen, Fischgräten und Nüsse gefährlich, bis zum 4. Lebensjahr ganz besonders Erdnüsse. In diesem Fall halten Sie Ihr Kind an den Beinen in die Luft oder legen es mit dem Kopf nach unten über Ihre

Knie und klopfen ein- bis zweimal kräftig zwischen die Schulterblätter. Kann der Fremdkörper nicht abgehustet werden und das Kind leidet unter Atemnot, dann umfassen Sie seinen Brustkorb und drücken ihn kurz und kräftig zusammen. Bei anhaltender bedrohlicher Atemnot blasen Sie einmal kurz und sehr kräftig in Mund und Nase Ihres Kindes, um wenigstens eine Lungenhälfte frei zu bekommen. Rufen Sie den Notarzt!

■ Ist die Atemnot beseitigt, Ihr Kind von dem Ereignis aber total verschreckt und voller Angst, dann geben Sie ihm eine Gabe **Aconitum D30,** ersatzweise mehrmals D12 oder D6.

■ Besteht der Verdacht, dass sich ein Fremdkörper oder -rest im Körper befindet, holen Sie bitte ärztlichen Rat ein, geben aber zusätzlich zweimal täglich für zwei bis drei Tage **Silicea D12.** Das unterstützt die Abstoßungsreaktion des Körpers und hilft auch bei Fremdkörperresten in der Haut. Bitte wenden Sie die Arznei nicht an, wenn absichtliche Fremdkörper wie Schrauben oder Transplantate vorhanden sind!

Notfälle

Bei allen Notfällen rufen Sie bitte unverzüglich den Notarzt. Vergessen Sie bitte hierbei nicht, das Alter Ihres Kindes anzugeben. Um mehr Sicherheit zu erlangen, können Sie einen speziellen Erste-Hilfe-Kurs für Kinder besuchen, wie er heute in vielen Städten angeboten wird. Die hier angegebenen homöopathischen Arzneimittel sollen Ihre Maßnahmen bis zum Eintreffen des Arztes unterstützen.

Schock

■ Ihr Kind ist blass, zittrig, kaltschweißig, unruhig, verängstigt und Puls und Atmung sind beschleunigt durch einen Schmerz, Schreck oder ein Ereignis. Hier geben Sie **Aconitum D30,** bei Bedarf bis zu dreimal halbstündlich.

■ Ist der Schock hauptsächlich durch eine Verletzung oder Blutung ausgelöst, dann hilft **Arnica D30.** Wenn Sie D30 nicht zur Hand haben, geben Sie ersatzweise tiefere Potenzen öfter.

■ Bei einem (bevorstehenden) Kreislaufkollaps mit Schwäche, Kältegefühl, kalten Schweißen und kalter, blau-blasser Haut braucht das Kind **Veratrum album D6.** Bei Verdacht auf eine schwere Verletzung bewegen Sie das Kind nicht. Ansonsten soll es mit erhöhten Beinen flach liegen.

Bewusstlosigkeit

■ Bei fehlender Ansprechbarkeit und Reaktion legen Sie ein unverletztes, atmendes Kind auf die Seite, achten auf eine ruhige Umgebung und geben ihm **Carbo vegetabilis D12** alle fünf bis zehn Minuten bis zum (baldigen!) Aufwachen. Kontrollieren Sie immer den Mund auf mögliche Fremdkörper! Bei Atemstillstand müssen sie sofort mit der Atemspende beginnen. Dies geschieht bei Kindern durch Mund und Nase.

■ Besonders junge Mädchen mit immer niedrigen Blutdruckwerten neigen oft bei körperlicher oder psychischer Erschöpfung zu Ohnmachtsanfällen. Hier kann – neben einer Konstitutionstherapie – **Haplolappus D3,** einmal täglich vier Wochen lang, hilfreich sein.

Die Haus- und Reiseapotheke

Da das Verreisen mit Kindern heute so häufig ist, habe ich eine Ausstattung zusammengestellt, die für zu Hause und unterwegs gleichermaßen geeignet ist. Grundsätzlich muss sie für Ihre Kinder unerreichbar aufbewahrt werden.
Neben Wundpflaster, Pflasterstreifen, Kompressen, Schere, Splitter- und evtl. Zeckenpinzette, Thermometer, Gummiklistier, Nasensprühflasche mit Kochsalzlösung, elastischen Binden, Wickeltüchern und einer Wärmflasche brauchen Sie noch folgendes:
■ Brandgel oder Combudoron-Gelee für Verbrennungen, Insektenstiche,

- Calendula-Essenz für alle Hautverletzungen,
- Arnica-Salbe oder -Essenz für Prellungen, Zerrungen, Verstauchungen,
- Hustensaft (Wala oder Weleda),
- Otovowen-Tropfen und
- Bolus alba comp.-Pulver sowie löslichen Elektrolyt-Tee für Durchfallerkrankungen.

Die Grundausstattung an Teekräutern umfasst Kamillen-, (Holunder-) und Lindenblüten, Fenchelsamen und Melissen-, Salbei- und Thymianblätter.

Natürlich ist es nicht sinnvoll alle in diesem Buch erwähnten Arzneimittel zu kaufen. Die folgenden 15 Arzneimittel sind jedoch eine sinnvolle Grundausstattung sowohl für den Haushalt als auch für den Urlaub mit Kindern.

Reisen mit Kindern – Reisekrankheit

Erkundigen Sie sich bitte bereits bei der Urlaubsplanung, ob an Ihrem Traumziel Gesundheitsrisiken bestehen und ob besondere Impfungen notwendig sind. In diesem Fall und wenn z. B. eine Malariaprophylaxe erforderlich ist, sollten Sie genau abwägen, ob Sie sich und Ihrem Kind diese Belastung zumuten wollen.

Für manche Kinder ist die Fahrt in den Urlaub und zurück ein Horror, nämlich wenn sie unter starker Übelkeit leiden. Ein altes Hausmittel dagegen ist Petersilie. Am Abend vor der Reise wird ein Gericht mit viel roher Petersilie gegessen (z. B. Kartoffeln mit einem Gemüse aus gelben Rüben) und während der Fahrt legen Sie dem Kind eine Kompresse auf die Brust (unters T-Shirt), in die Sie viel frisch geschnittene Petersilie gewickelt haben. Zum Frühstück soll es anstatt Milch einen Tee aus Fenchel und Melisse, ab drei Jahren mit Pfefferminze, trinken.

- Klagt Ihr Kind trotzdem über starken Schwindel mit Übelkeit und Erbrechen beim Fahren oder Fliegen oder hat es große Probleme, sich an eine Zeitverschiebung anzupassen, so geben sie ihm **Coccolus D4**.
- Ist die Übelkeit mit Elendigkeit verbunden und kommt zum Schwindel ein Kältegefühl und kalter Schweiß und die kleinste Bewegung verschlimmert, so ist **Tabaccum D12** angezeigt.

Packen Sie alle Arzneimittel in Ihr Handgepäck!

Grundausstattung für daheim und auf Reisen

Aconitum D6	für akute fieberhafte Infekte, akute Entzündungen, alle Folgen von Schreck und Wind
Apis D6	für Insektenstiche, Verletzungen durch Quallen, Ausschläge, Entzündungen, die mit stechenden Schmerzen und starker Schwellung einhergehen
Arnica D6	für alle Verletzungen
Belladonna D6	für akutes hohes Fieber, pochende Entzündungen und Folgen zu starker Sonnenwirkung
Chamomilla D6	für Schmerzen, Durchfälle, Koliken bei Zahnung, Ohrenschmerzen
Ferrum phosphoricum D12	für fieberhafte Infekte, Ohrenentzündung
Hypericum D6	für Schädelprellungen (Kleinkinder), schmerzhafte Schnitt- und Stichverletzungen; bei wilden großen Kindern geben Sie lieber Ruta D6 für Zerrungen, Verstauchungen, Prellungen, eventuell mit Verletzung der Knochenhaut
Mercurius solubilis D12	für Eiterungen, Infekte mit übelriechenden, ätzenden Sekreten
Natrium muriaticum D12	für alle Beschwerden, die sich beim Aufenthalt am Meer, durch große Hitze und Sonnenbestrahlung verschlimmern, Lippenbläschen
Nux vomica D6	für Lebensmittelvergiftung mit Erbrechen, ggf. in Kombination mit Veratrum
Okoubaka D4	für alle Verdauungsstörungen, Lebensmittelvergiftungen, Tropenkrankheiten
Phosphorus D12	für Nasenbluten, bellenden Husten
Rhus toxicodendron D12	für Infekte, Lippenbläschen, Sommerdurchfälle, Muskelkater
Rumex D4	für trockene, fast ununterbrochene nächtliche Hustensalven mit Verschlimmerung durch Temperaturwechsel (bei Klimaanlagen)
Veratrum album D6	für schwere Darminfektionen mit heftigem Erbrechen, übermäßigen wässrigen Durchfällen (gleichzeitig) mit Schwäche, Blässe, kalten Schweißen und trockener Zunge; Schock oder Kreislaufkollaps

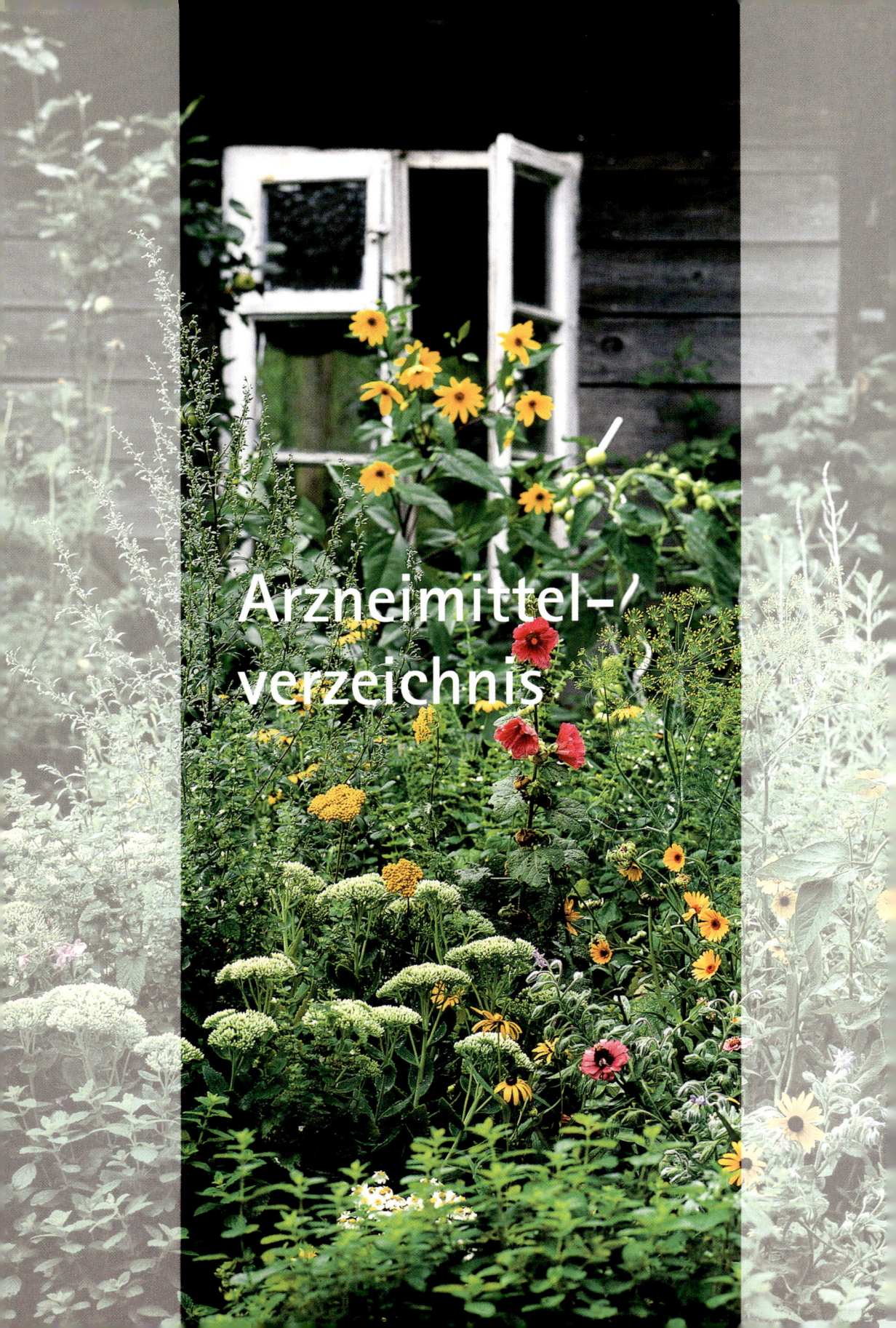

Arzneimittel-/
verzeichnis

Hier sind die Arzneimittel, die man am häufigsten einsetzen kann, noch einmal gesondert beschrieben. Selten werden alle Symptome mit denen Ihres Kindes übereinstimmen, aber es sollten möglichst viele sein. Wichtig sind besonders die Zeichen, die sich vom gesunden Zustand Ihres Kindes unterscheiden, insbesondere auch, was die Charaktermerkmale (Gemütssymptome) betrifft.

Aconitum napellus
Blauer Eisenhut

Besonders für kräftige, leicht erregbare Kinder.

Bewährt bei beginnendem fieberhaften Infekt, alle Entzündungen, Folgen von Schreck und Angst, Folgen von kaltem, trockenem Wind (Anfangsmittel!).

Potenz D6, bei Schock D30

Symptome:
- große Angst (Todesangst), Unruhe (unruhiger Schlaf, Albträume),
- plötzliches, hohes Fieber mit Frieren und Schüttelfrost,
- unerträglich starke Schmerzen,
- Haut ist heiß und trocken,
- großer Durst auf kalte Getränke,
- verstopfte, heiße Nase mit klarem Sekret, heftiger Husten.

Schlimmer durch Berührung, Wärme, abends und nachts, besonders um Mitternacht.

Besser durch Schwitzen, Ruhe, frische Luft.

Apis mellifica
Honigbiene

Besonders für aktive, pflichtbewusste Kinder („eifrig wie die Biene").

Bewährt bei Insektenstichen, Nesselausschlag und Halsentzündung.

Potenz D6

Symptome:
- bei Halsentzündung umschriebene hellrote, glasige Schwellung und Überwärmung,
- stechende, brennende Schmerzen,
- Ruhelosigkeit,
- Verlangen nach Abkühlung trotz allgemeinem Frösteln,
- Unverträglichkeit von Wärme, Berührung, Druck,
- plötzlicher Beginn,
- Schläfrigkeit, Durstlosigkeit, Zerschlagenheitsgefühl.

Schlimmer durch Wärme, Berührung, im geschlossenen Raum und nachts.

Besser durch frische Luft und kalte Umschläge.

Arnica montana
Bergwohlverleih

Bewährt als wichtigstes und erstes Mittel bei Verletzungen,

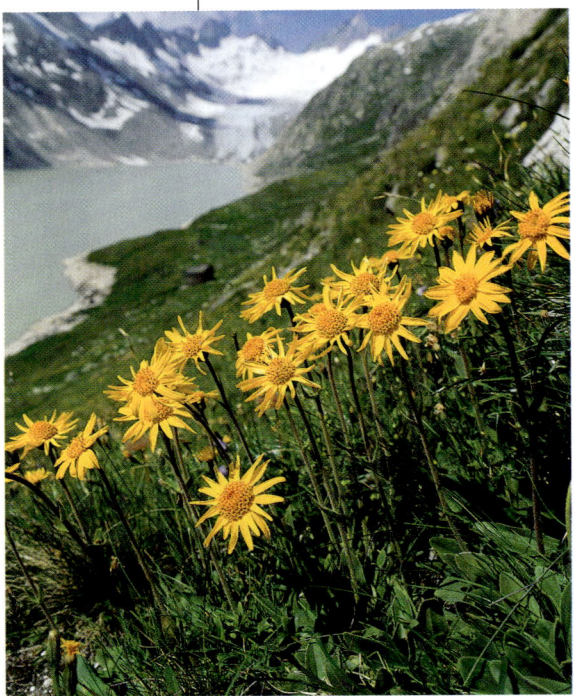

Arnica montana
Bergwohlverleih

besonders, wenn es zum Blutaustritt aus den Gefäßen kommt (Bluterguss), nach Operationen (und Geburt), bei Folgen von Verletzungen oder Überanstrengung (D6), Verletzungsschock (D30).

Symptome:
- überempfindlich, möchte nicht berührt werden,
- Schmerzen wie wund, wie zerschlagen (stechend),
- Bett erscheint zu hart, muss sich daher immer bewegen, obwohl Bewegung weh tut,
- Muskelkater nach Überanstrengung.

Schlimmer durch Berührung, Bewegung, Erschütterung.
Besser durch Ruhe, Liegen.

Arsenicum album
Weißes Arsenik

Besonders für unsichere und verletzliche, unruhige, ängstliche, sehr ordentliche Kinder.
Bewährt bei erschöpfendem Brechdurchfall, Schlafstörungen Potenz D12.
Symptome:
- Entkräftung, Gewichtsverlust,
- Ruhelosigkeit, Angst, Furcht,
- periodisches Wiederauftreten der Beschwerden,
- brennende Schmerzen, die meist durch Wärme gebessert werden,
- Durst mit häufigem Verlangen nach kleinen Schlucken,
- kalte Hände und Füße,
- will in Ruhe gelassen werden, aber nicht allein sein.

Schlimmer durch Ruhe und nach Mitternacht.
Besser durch Wärme, Hitze.

Belladonna
Atropa Belladonna,
Tollkirsche

Besonders für intelligente, sensible Kinder, die aber jetzt reizbar und schwierig sind.
Bewährt bei akuten Erkrankungen mit plötzlichem Beginn und hohem Fieber, Fieberkrämpfen, Kopfschmerzen, Ohren- und Mandelentzündung bei entsprechender Symptomatik. Potenz D6.

Symptome:

- plötzlicher Krankheitsbeginn,
- starke klopfende, pulsierende Schmerzen,
- entzündete Stelle ist wahnsinnig heiß,
- rotes, heißes Gesicht, glänzende Augen, weite Pupillen,
- kalte Hände und Füße,
- Mund trocken (eher kein Durst), Verlangen nach Saurem,
- Schwitzen, Kind ist heiß und dampfend,
- Delirium, Halluzinationen im Fieber, Verwirrtheit,
- Überempfindlichkeit aller Sinne,
- Folge von Überhitzung oder Unterkühlung oder Sonne.

Schlimmer durch Geräusche, Licht, Berührung, Bewegung, Kälte und nachmittags, rechts.
Besser durch Ruhe.

Borax
Bor als Natriumtetraborat

Besonders für ängstliche, schreckhafte, zittrige Kinder.
Bewährt bei Soor, Mundfäule.
Potenz D4, als Tropfen (Dilutio).
Symptome:

- sehr empfindliche, leicht blutende Geschwüre der Mundschleimhaut,
- Angst bei Abwärtsbewegung.

Schlimmer durch nasskaltes Wetter, Lärm.
Besser durch Bewegung im Freien, nach Stuhlgang.

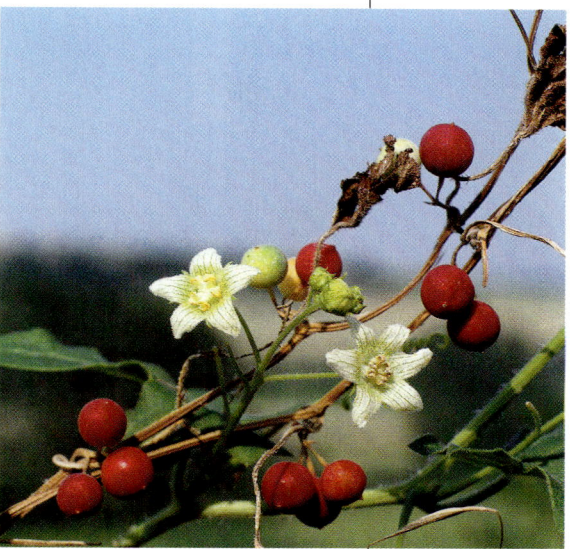

Bryonia
Rotbeerige Zaunrübe

Besonders für reizbares, schlecht gelauntes Kind, das nicht gestört werden möchte
Bewährt bei trockenem Reizhusten, trockener Verstopfung, Gelenkschmerzen.
Potenz D6
Symptome:

- trockener, harter, hohler, schmerzhafter Reizhusten mit Stichen in der Brust: Kind muss sich die Brust halten,
- Husten schlimmer beim Betreten eines warmen Raumes,
- Durst mit Verlangen nach großen Mengen Wasser, das meist in großen Abständen getrunken wird,
- will allein gelassen werden, braucht seine Ruhe,

Bryonia
Rotbeerige Zaunrübe

- trockene Schleimhäute, rissige Lippen, weiß belegte Zunge,
- Stuhl ist trocken und hart,
- Verstauchungen (Brüche) mit stechenden und ziehenden Schmerzen, schmerzhafte Gelenkentzündungen, rot, heiß, berührungsempfindlich.

Schlimmer durch die kleinste Bewegung.
Besser durch Druck, Liegen auf der betroffenen Seite, Wärme.

Cantharis
Lytta vesicatoria, Spanische Fliege

Besonders für reizbare, wütende Kinder.
Bewährt bei Verbrennung, Blasenentzündung.
Potenz D6
Symptome:

- Blasenbildung bei Verbrennung,
- Starke, brennende (schneidende) Schmerzen vor, nach und besonders beim Wasserlassen (Urin wie kochendes Wasser), häufiges, tropfenweises Wasserlassen,
- Entzündung von Vorhaut und Eichel oder der Schamlippen mit heftigem Brennen und Jucken, schlimmer beim Wasserlassen,
- Durchfälle mit schneidenden Bauchkrämpfen,

- Brennende Halsschmerzen, besonders schlimm beim Schlucken,
- großer Durst.

Schlimmer durch Trinken, Wasserlassen, Berührung.
Besser durch Ruhe.

Chamomilla
Echte Kamille

Besonders für gereizte, ungeduldige, launische, jähzornige und extrem überempfindliche Kinder.
Bewährt bei Kindern mit Zahnungsbeschwerden, Koliken, Ohrenschmerzen.
Potenz D6
Symptome:

- brüllendes Kind, läßt sich nur durch zügiges Herumtragen (Fahren) beruhigen,
- eine Wange ist rot und heiß, die andere blass,
- untröstlich, will nicht berührt werden,
- heftige, anfallsweise, stechende Schmerzen,
- wundmachender Durchfall während des Zahnens, der wie gehackter Spinat aussieht und faulig stinkt,
- Bauchschmerzen („Blähungskolik") mit zornigem Schreien, Durchbiegen nach hinten, lässt sich nicht untersuchen.

Schlimmer durch Wärme (außer Bauchschmerzen), Aufregung, Berührung.
Besser durch getragen werden.

Cuprum metallicum
Metallisches Kupfer

Bewährt bei allen Arten von Krämpfen, Krampfanfällen, Asthma (Potenz D30), Keuchhusten (Potenz D6).

Symptome:
- sehr unruhige Neugeborene mit Trinkschwierigkeiten,
- schwallartiges Erbrechen bei Säuglingen mit Magenpförtnerverkrampfung,
- kolikartige, schneidende Bauchschmerzen mit Erbrechen,
- Zuckungen der geballten Hände, Wadenkrämpfe,
- schwere krampfartige Hustenanfälle mit Atemnot und eventuell Erbrechen bei Keuchhusten und Asthma,
- Körper kalt, Gesicht bläulich.

Schlimmer durch Berührung, Schreck, Hitze, Schlaf und nachts.
Besser durch kalte Getränke.

Drosera rotundifolia
Sonnentau

Besonders für niedergeschlagene, ängstliche Kinder.
Bewährt bei trockenem Husten mit Atemnot, Keuchhusten. Potenz D6

Symptome:
- krampfhaftes Husten, besonders nachts mit Schmerzen in der Brust, sodass die Brust mit den Händen gehalten wird,

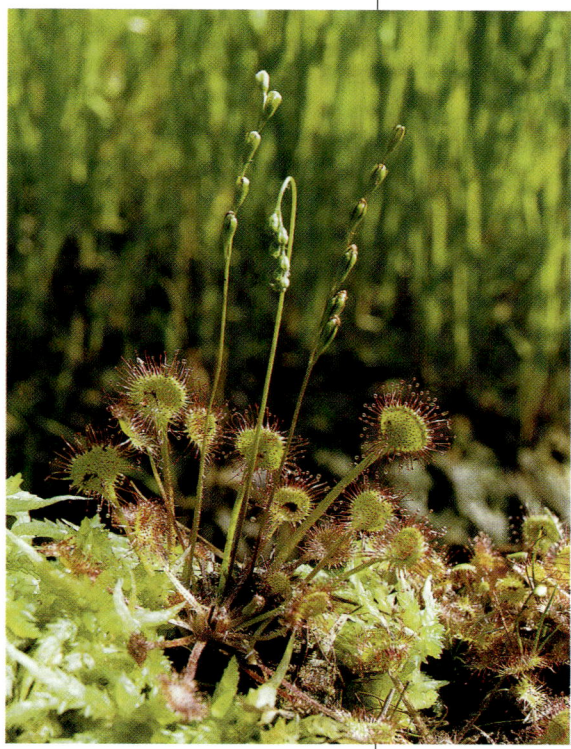

Drosera
rotundifolia
Sonnentau

- Trockenheit und Reizung im Hals oder Kehlkopf,
- Würgereiz bei Husten,
- Gefühl des Zusammenschnürens im Hals oder in der Brust,
- Hustensalven mit Atemnot, blaue Gesichtsfarbe,
- Nasenbluten durch Husten.

Schlimmer beim Hinlegen, durch Essen, Trinken, Reden und nachts.
Besser durch Aufstehen.

Euphrasia officinalis
Augentrost

Bewährt bei Bindehautentzündung, Schnupfen, Heuschnupfen. Potenz D4

Symptome:

- Augenentzündung mit Gefühl von Sand im Auge,
- ständiges Augenzwinkern,
- Augen brennen sind gereizt, Lichtscheu,
- reichlicher, dünner, wundmachender Tränenfluss,
- eventuell Eiteransammlung in den Augenwinkeln,
- milder Fließschnupfen mit tränenden Augen,
- Husten nachts und im Liegen besser.

Schlimmer morgens.

Ferrum phosphoricum
Phosphorsaures Eisen

Besonders für nervöse, überempfindliche, schnell erschöpfte Kinder.
Bewährt bei Infekt mit hohem Fieber ohne besondere Symptome, Anfangsmittel bei akuter Ohrenentzündung.
Potenz D12
Symptome:

- hohes Fieber mit Entkräftung, ohne besondere Zeichen,
- Gesicht abwechselnd blass und rot,
- rote Flecken auf den Wangen,
- Lichtscheu und Kopfschmerzen bei Fieber,
- Nasenbluten,
- schmerzhafter, trockener, heiserer Husten mit blutigem Auswurf,

- akute Mittelohrentzündung mit hohem Fieber, heftigem Schreien und rotem Ohr,
- Neigung zum Erbrechen.

Schlimmer nachts.

Gelsemium sempervirens
Falscher Jasmin

Besonders für ruhige, zurückhaltende, schüchterne Kinder.
Bewährt bei Schwäche in jeder Beziehung, Sommergrippe, Lampenfieber.
Potenz D12
Symptome:

- Angst, Schwäche, Zittern, Durchfall vor, während oder nach Prüfungen oder öffentlichen Auftritten,
- Schläfrigkeit, Erschöpfung, zittrige Schwäche, Frösteln,
- Augenlider sinken unwillkürlich herab, fühlen sich schwer an,
- kein Durst,
- langsamer Krankheitsbeginn, schleppender Verlauf, wiederkehrendes, mäßig hohes Fieber mit Benommenheit,
- Kopf- und Nackenschmerzen, Schwindel,
- warme Haut, rotes Gesicht,
- Fließschnupfen, schmerzhafter Husten,
- Kind möchte allein sein, obwohl es ängstlich ist.

Schlimmer durch Hitze, Sonne, feucht-warmes Wetter, Bewegung, Schreck, Erregung.
Besser durch frische Luft.

Graphites
Reißblei

Besonders für dicke, verfrorene, geistig träge Kinder.
Bewährt bei Ekzemen, Schrunden, Verstopfung ohne Drang.
Potenz D12
Symptome:

- Hautausschläge am Kopf, im Gesicht, hinter den Ohren, am Genitale; trockene, rissige, schuppige Haut,
- honigartige, übelriechende Absonderungen,
- Einrisse an allen Körperöffnungen,
- Lidrandentzündung, Lichtscheu, verklebte Augenlider,
- Gehörgangsekzem, Ohrenschmerzen,
- Verstopfung mit großen, harten, stinkenden Knollen,
- Heißhunger, Durst und Blähungen.

Schlimmer durch Bettwärme und am Morgen.

Hepar sulfuris
Kalkschwefelleber

Besonders für verletzliche, überempfindliche, reizbare Kinder mit blasser, unreiner Haut.
Bewährt bei Hauteiterungen, eitriger Mandelentzündung.
Potenz D12
Symptome:

- Hautverletzungen heilen schlecht, eitern, Abszesse,
- Schmerzen stechend, splitterartig (z. B. bei Halsschmerzen),
- sehr schmerzhafte Ohrenentzündung mit stinkendem, eitrigem Ausfluss,
- dicker, grün-gelber Schnupfen,
- Überempfindlichkeit gegenüber allen Reizen, besonders gegenüber Schmerz,
- kann es nicht ertragen, wenn ein Körperteil kalt wird,
- alle Absonderungen riechen wie alter Käse.

Schlimmer durch Kälte, Luftzug, Berührung.
Besser durch Wärme.

Hypericum perforatum
Johanniskraut

Bewährt bei Gehirnerschütterung, Nervenverletzung.
Potenz D6

Hypericum
perforatum
Johanniskraut

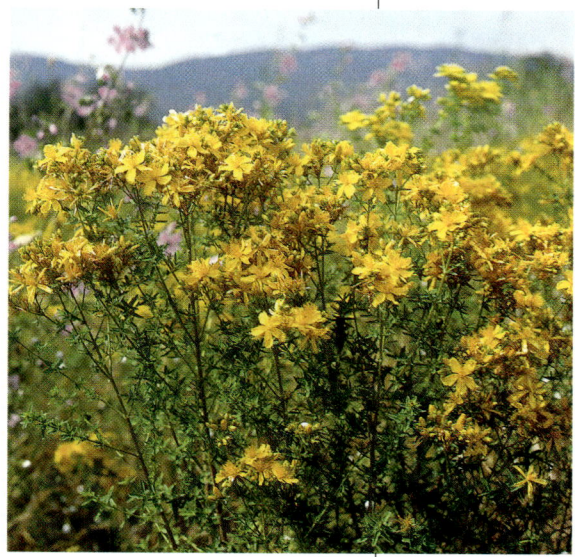

Symptome:

- stechende, schießende Schmerzen.

Ipecacuanha
Brechwurzel

Besonders für ungeduldige, unzufriedene Kinder.

Bewährt bei Husten, Keuchhusten, Asthma, Kopfschmerzen, Brechdurchfall, allen Leiden in Verbindung mit Übelkeit und Erbrechen.

Potenz D6

Symptome:

- Erbrechen bringt keine Erleichterung,
- Zunge ist nicht belegt,
- Blutungsneigung (Nase, Mund),
- Heiserkeit, Husten mit schwer abhustbarem Schleim, Atemnot,
- regelmäßig wiederkehrende Beschwerden.

Kalium bichromicum
Kaliumbichromat

Besonders für körperlich und geistig wenig bewegliche Kinder.

Bewährt bei Nebenhöhlenentzündung, Schnupfen, Husten mit dicken, zähklebrigen Absonderungen.

Potenz D6

Symptome:

- Schleimhautsekrete sind dick, gelb-grün, fadenziehend, übelriechend und wundmachend, eventuell klumpig,
- Zunge dick gelb belegt,
- Nase verstopft, eventuell Borken,
- tiefe Geschwüre auf Haut und Schleimhäuten, wie ausgestanzt.

Schlimmer durch Kälte, Hitze und frühmorgens.

Besser durch Wärme.

Lachesis
Gift des Buschmeisters = lanzenförmige Viper

Besonders für „Plappermäulchen", extrem eifersüchtig.

Bewährt bei schwer verlaufenden Infektionskrankheiten und Entzündungen mit Blutungen, Eiterungen, Geschwürbildung.

Potenz D12

Symptome:

- Überempfindlichkeit gegen Berührung, insbesondere am Hals, sogar durch den Kragen,
- Hitzewallungen und Schwitzen wechseln mit Kälteschauern,
- Beschwerden links oder links schlimmer, links beginnend,
- Entzündung ist tief blau-rot,
- feste Nahrung kann leichter geschluckt werden als Getränke.

Schlimmer durch Berührung, Wärme, Schlaf, Ruhe und bei feuchtem Wetter.

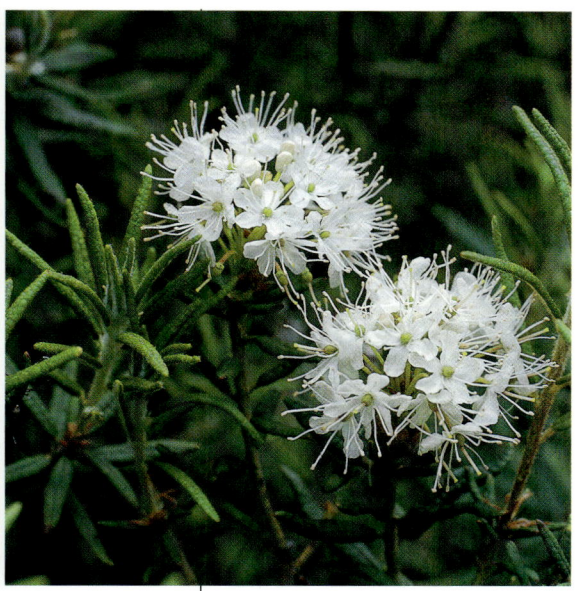

Magnesium carbonicum
Magnesiumcarbonat

Besonders für ängstliche, stets frierende, müde Kinder.
Bewährt bei Gedeihstörung, saurem Erbrechen, Durchfällen.
Potenz: D6
Symptome:
- alles am Kind riecht sauer, übel: Stuhl, Erbrochenes,
- kolikartige Bauchschmerzen, schlimmer durch Milch.

Schlimmer durch Temperaturextreme, Aufregung, Essen.

Mercurius solubilis
Quecksilbermischung nach Hahnemann

Besonders für unruhige, unzufriedene Kinder.
Bewährt bei Abszess, Infekt, Schnupfen, Mittelohrentzündung, Schleimhautentzündung im Mund.
Potenz D12
Symptome:
- schlechter Mundgeruch, vermehrter Speichelfluss, übler Geschmack (süß, metallisch),
- Zunge geschwollen, dick belegt, Zahnabdrücke sichtbar,
- übelriechende, klebrige, gelbliche Nachtschweiße, Durst,
- Absonderungen der Entzündung sind ätzend, scharf, eitrig, stinkend, wundmachend,
- stinkender, schleimiger Durchfall mit häufigem, starkem Drang.

Ledum
Sumpfporst

Ledum
Sumpfporst

Bewährt bei Insektenstichen, infizierten Stichwunden, Rheumatismus, Verstauchung.
Potenz D6
Symptome:
- Deutliche Besserung durch kalte Umschläge oder kalte Bäder,
- allgemeine Frostigkeit, aber deckt sich im Bett ab,
- großer Durst nach kaltem Wasser,
- ziehende (wandernde) Schmerzen und starke Schwellung,
- Steifigkeit in Muskeln und Gelenken.

Schlimmer durch (Bett-)Wärme, Bewegung und nachts.
Besser durch kaltes Wasser.

Schlimmer durch extreme Temperaturen, bei feuchtem Wetter und nachts.
Besser durch Ruhe, Hinlegen.

Nux vomica
Brechnuss

Besonders für schwierige, dünne Kinder, schlechter Verlierer.
Bewährt bei Koliken, Lebensmittelvergiftung, Verstopfung.
Potenz D6
Symptome:
- Übelkeit und Erbrechen nach Kindergeburtstag, durch Überessen oder verdorbene Nahrung,
- Darmkoliken, z. B. von Säuglingen mit Durchbiegen des Rückens,
- Verstopfung mit ständigem, vergeblichem Stuhldrang (Angst davor, da hart und schmerzhaft),
- Folge von Überarbeitung, Erschöpfung (Ehrgeiz!).

Schlimmer durch Kälte, frische Luft, Essen, Ärger und frühmorgens.
Besser durch Ruhe, Wärme, Erbrechen und abends.

Phosphorus
gelber Phosphor

Besonders für sensible, mitfühlende, leichtgläubige Kinder.
Bewährt bei wiederholtem Nasenbluten, Schlafstörungen, absteigender Rachenentzündung.
Potenz D12

Symptome:
- allgemeine Neigung zu Blutungen,
- großer Durst auf kalte Getränke, kalte Speisen, Eis,
- Angst vor Alleinsein, im Dunkeln, vor Gewittern,
- Infekt mit Heiserkeit/Stimmlosigkeit,
- harter, trockener, kitzelnder Husten, schlechter durch Reden, Temperaturwechsel, Anstrengung, Liegen, besonders links.

Schlimmer durch Kälte, frische Luft, bei Gewitter, abends und nachts.
Besser durch Ruhe, Schlaf, Essen, Reiben.

Phytolacca decandra
Kermesbeere

Bewährt bei Mandel- und Rachenentzündung sowie bei Brustentzündung.
Potenz D4

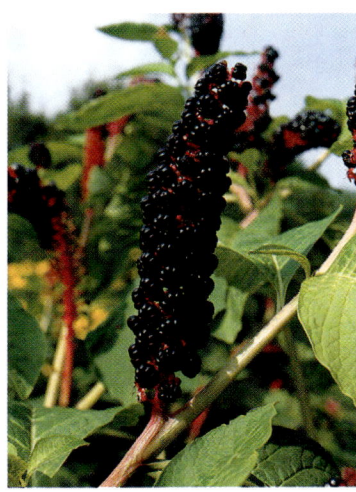

Phytolacca
decandra
Kermesbeere

Symptome:

- brennende Halsschmerzen, tiefroter Rachen,
- kann nichts Warmes schlucken.

Besser durch kalte Getränke.

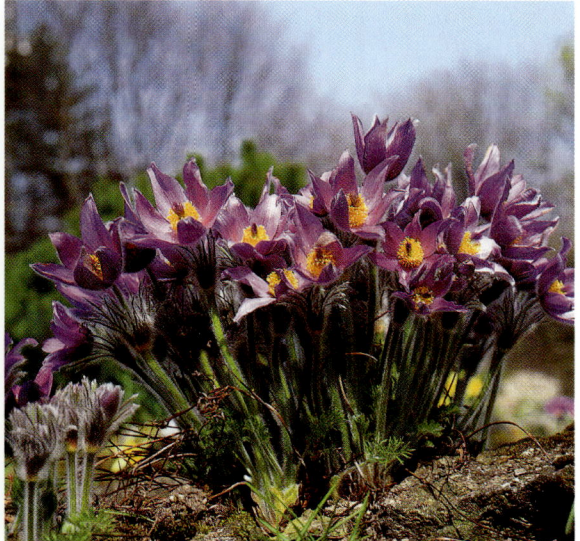

Pulsatilla
Wiesenküchen-schelle

Pulsatilla
Wiesenküchenschelle

Besonders für schüchterne, weinerliche, liebesbedürftige Kinder, die immer an Mutters Rockzipfel hängen.

Bewährt bei Erkältung, Ohrenweh, (Folgen von) Masern.

Potenz D12

Symptome:

- trockener Mund, kein Durst,
- allgemeines Frösteln, kalte Füße,
- Schleimhautabsonderungen sind rahmig-dick, gelb-grün, mild,

- Zunge ist weißlich-gelb belegt, eventuell pelzig,
- Folge von Durchnässung, Unterkühlung.

Schlimmer durch Wärme, in stickigen Räumen, in Ruhe, durch fette Speisen.

Besser durch frische Luft, Bewegung im Freien, Druck.

Rhus toxicodendron
Giftsumach

Besonders für ruhelose, reizbare Kinder.

Bewährt bei Gelenkbeschwerden, Zerrungen, Lippen-Herpes (Fieberbläschen), Windpocken und Rachenentzündung.

Potenz D12

Symptome:

- Folge von Nässe und Kälte oder Auskühlung nach Schwitzen,
- Folge von Überanstrengung, Zerrung, Verrenkung,
- Gelenkschmerzen mit Steifheit,
- Schmerzen verschlimmern sich am Anfang der Bewegung, bessern sich im Verlauf, wieder schlimmer bei Übertreibung,
- große Unruhe, auch im Schlaf, findet keine bequeme Lage,
- juckende Hautausschläge mit Bläschenbildung,
- trockene Zunge, rote Spitze, Durst (auf kalte Milch).

Schlimmer durch abgedeckt sein, nass werden und morgens. **Besser durch** Wärme, Hitze, Bewegung, Druck.

Silicea
Kieselsäure

Besonders für sensible, verfrorene, infektanfällige Kinder, mager, mit übelriechendem Schweiß, besonders nachts am Kopf.
Bewährt bei Tränengangstenose, Verstopfung, Abszess.
Potenz D12
Symptome:

- übelriechende Absonderungen (wundmachender Fußschweiß),
- Überempfindlichkeit gegenüber allen äußeren Reizen,
- Neigung zu Entzündungen und Eiterungen, besonders der Haut (Fremdkörper werden abgestoßen), Mandeln, Lymphknoten,
- Verstopfung mit zurückschlüpfendem Stuhl.

Schlimmer durch Kälte.
Besser durch Wärme.

Sulfur
Schwefel

Sulfur ist ein Konstitutionsmittel, eine Selbstbehandlung sollte deshalb nur ausnahmsweise erfolgen.

Veratrum album
weiße Nieswurz, Germer

Bewährt bei Nahrungsmittelvergiftung, Cholera u. ä., Keuchhusten.
Potenz D4
Symptome:

- schwerer wässriger Durchfall mit gleichzeitigem massivem Erbrechen, vermehrter Speichelfluss (oder trockener Mund),
- ausgeprägte Kreislaufschwäche mit kalter blaublasser Haut,
- kalte Schweiße, Schweißperlen auf der Stirn,
- Kältegefühl, trotzdem Durst auf viel kaltes Wasser,
- Hustenanfälle mit Leichenblässe und äußerster Erschöpfung.

Besser durch Wärme, Liegen.

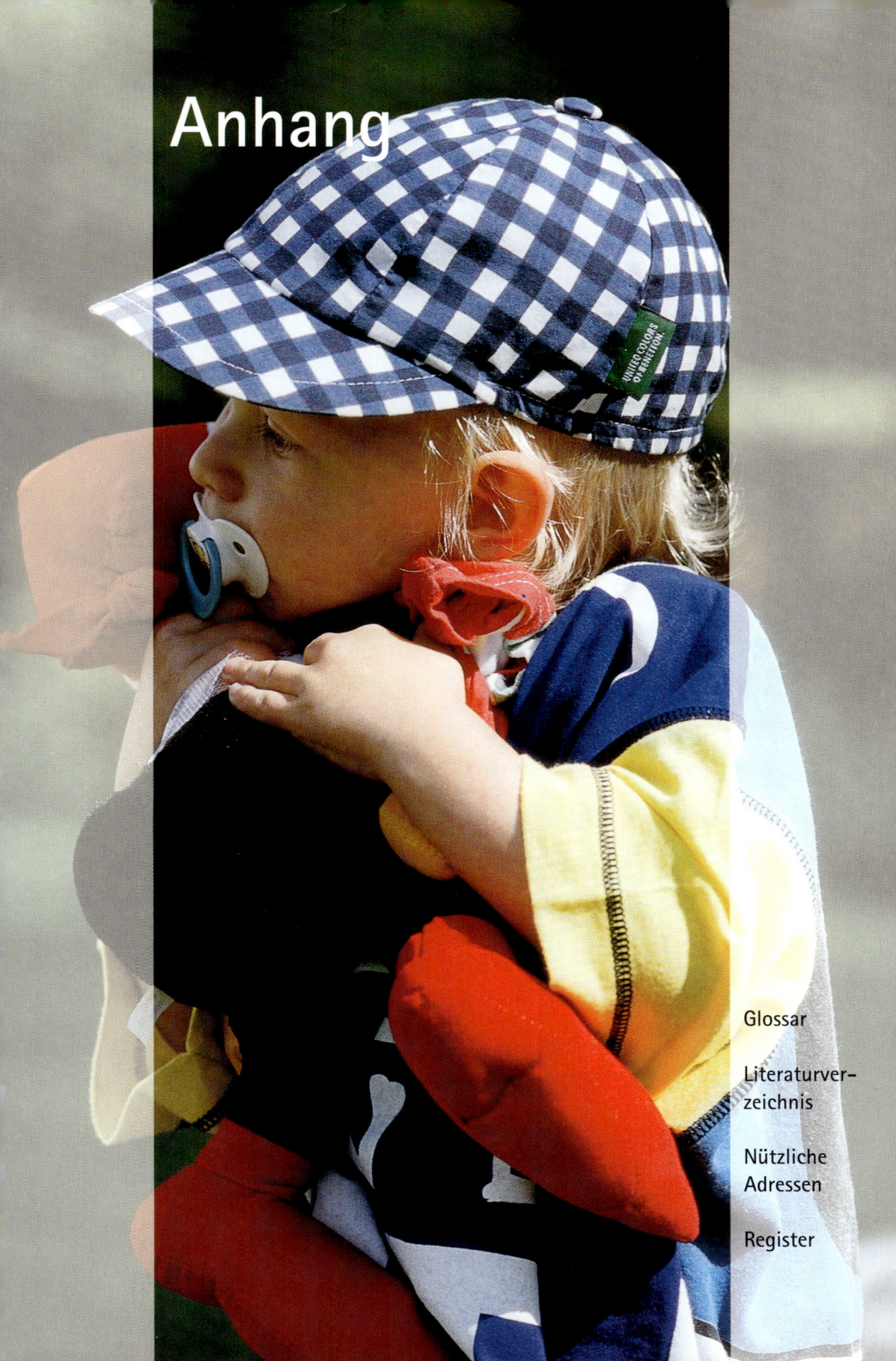

Anhang

Glossar

Abort – Fehlgeburt

akut – plötzlich auftretend

allergisch – überempfindlich reagierend mit einer gesteigerten Immunreaktion

Anämie – Blutarmut, Verminderung des roten Blutfarbstoffes oder der roten Blutkörperchen

Apathie – Teilnahmslosigkeit, verminderte Ansprechbarkeit

atopische Diathese – angeborene Bereitschaft für eine andersartige/allergische Reaktion

Bronchien – Seitenäste der Luftröhre

chronisch – langsam, anhaltend verlaufend

Dermatitis – Hautentzündung

Diagnose – Feststellung einer Krankheit

Dilutio – Lösung

Doppelblindversuch – Arzneimitteltest, bei dem weder der Patient noch der behandelnde Arzt weiß, welche Patientengruppe mit der zu prüfenden oder einer unwirksamen Substanz behandelt wird

dynamisch – bewegt, lebhaft

Dynamisierung – Energieanreicherung durch Verschütteln oder Verreiben bei jedem Verdünnungsschritt

effektiv – wirksam

Ekzem – entzündliche, juckende Hauterscheinung

Elektrolytlösung – Flüssigkeit, die wichtige Mineralsalze enthält

Enzym – Ferment, Eiweiß, das einen bestimmten Stoffwechselprozess ermöglicht/beschleunigt

Exanthem – Hautausschlag

Globulus/Globuli – Milchzuckerkügelchen benetzt mit homöopathischem Arzneimittel

Individualität – der einzelne Mensch mit seinen Besonderheiten

Inkubationszeit – Zeit von der Ansteckung bis zum Krankheitsausbruch

Intoleranz – Unverträglichkeit

Klistier – Darmeinlauf

Kolibakterien – Bakterien der normalen Darmflora

Kolik – krampfartige Bauchschmerzen durch Zusammenziehen eines Hohlorgans, z. B. des Darms

Kollaps – Zusammenbruch

komplex – vielfältig, aus vielen Einzelteilen bestehend

Konstitution – Gesamtheit aller wahrnehmbaren Phänomene eines Menschen

konventionell – üblich, gebräuchlich

Manipulation – Handhabung, Beeinflussung

Materie – Substanz, Stoff

Modalitäten – Verschlimmerung oder Verbesserung durch bestimmte äußere Einflüsse

Ödem – Flüssigkeitsansammlung im Gewebe

Partikel – Teilchen

Persistenz – Bestehenbleiben

Placeboeffekt – Wirkung eines Scheinmedikamentes durch psychische Einflüsse

Potenz – Verdünnungsstufe

Potenzierung – schrittweise Verdünnung und Verschüttelung eines homöopathischen Arzneimittels

Prodromalstadium – Krankheitsphase mit unspezifischen, uncharakteristischen Symptomen vor dem Auftreten der typischen Erkrankung

projizieren – übertragen

Prophylaxe – Vorbeugung

Pustel – mit Eiter gefülltes Bläschen

Qualität – Eigenschaft, Güte, Wert

Quantenphysik – Wissenschaft über das Verhalten kleinster Teilchen

Quantität – Menge

Rekonvaleszenz – Zeit der Genesung

rektal – im After

Sekret – flüssige Absonderung

Sekretion – Bildung und Absonderung von Sekret

Simile – Arzneimittel, das unverdünnt verabreicht ähnliche Krankheitszeichen hervorrufen würde wie die zu behandelnde Krankheit

Souveränität – Eigenverantwortlichkeit

spezifisch – eigentümlich, hierfür besonders

Symptom – Krankheitszeichen

Trituratio – Verreibung

unkoordiniert – ungeordnet

Literaturverzeichnis

Albonico, H.: Gewaltige Medizin. Bern, Haupt 1997

Dorcsi/Frey: Bewährte Indikationen in der Homöopathie. Karlsruhe, Deutsche Homöopathie-Union 1994

Hahnemann, S.: Organon der Heilkunst. 6. Aufl. Überarbeitet von K. Hochstetter. Heidelberg, Haug 1974

Imhäuser, H.: Homöopathie in der Kinderheilkunde. Heidelberg, Haug 1970

Kurz, M.: Vollwertkost, die Kindern schmeckt. München, Gräfe & Unzer 1989

Lange, P.: Hausmittel für Kinder. Hamburg, rororo 1995

Leduc, H.: Kranke Kinder homöopathisch behandeln. München, Knaur 1990

Stellmann, H.: Kinderkrankheiten natürlich behandeln. München, Gräfe & Unzer 1997

Taubmann, B.: Wenn mein Baby zu viel weint. Ravensburg, Ravensburger 1993

Vermeulen, F.: Kindertypen in der Homöopathie. Stuttgart, Sonntag 1992

Weber, M.: Das erste Jahr mit dem Baby. Niedernhausen/Ts., FALKEN 1996

Wiesenauer, M.: Pädiatrische Praxis der Homöopathie. Stuttgart, Hippokrates 1989

Nützliche Adressen

Bundesverband Patienten für Homöopathie
Lange Str. 47, 37181 Hardegsen, Tel. 0 55 05 / 10 70
Adressenlisten homöopathisch behandelnder Ärzte (Therapeutenliste) bei Angabe des Postleitzahlengebietes und Zusendung eines mit DM 2,20 frankierten Rückumschlags und eventuell eines kleinen Unkostenbeitrags in Form von Briefmarken.

Deutsche Gesellschaft für klassische Homöopathie
Edelweißstr. 11, 81541 München
Tel. 0 89 / 62 00 13 05
Therapeutenliste, Arbeitskreise und Grundkurse auch für Laien

Gesellschaft für Naturheilkunde Deutschland e.V.
Postfach 40 20 27, 80720 München, Tel. 0 89 / 3 08 66 26
Filmmaterial, Unterstützung bei Ansprüchen gegenüber den Krankenkassen

Hahnemann-Gesellschaft,
Dr. Georg Lück, Lueg-Allee 7
40545 Düsseldorf, Tel. 02 11 / 58 99 12
Therapeutenliste

Homöopathiewoche Bad Boll
Postfach 1107, 73085 Bad Boll
Tel. 0 71 64 / 41 25
Weiterbildung auch für Laien, Fortbildungsmaterial

Natur und Medizin e.V.
Fördergemeinschaft für Erfah-
rungsheilkunde, Am Michaels-
hof 6, 53177 Bonn, Tel. 02 28 /
35 25 03
Informationsmaterial Homöopathie gegen frankierten Rück-
umschlag

**Projekt Patienteninformation
für Naturheilkunde
Berlin e.V.**
Genter Straße 63, 13353 Berlin
Tel. 0 30 / 45 47 52 07
e-Mail: PT@Data Diwan.de
Therapeutenliste, Infomaterial

**Verein für anthroposophi-
sches Heilwesen**
(und Europäischer Verbrau-
cherverband für Naturmedi-
zin), Johannes-Kepler-Str. 56,
75378 Bad Liebenzell,
Tel. 0 70 52 / 20 34
Therapeutenliste (Interessen-
vertretung im Europaparla-
ment

**Zentralverband der Ärzte für
Naturheilverfahren**
Arbeitskreis Homöopathie, Al-
fredstr. 21, 72250 Freudenstadt
Tel. 0 74 41 / 21 51
Therapeutenliste

**Zentrum zur Dokumentation
für Naturheilverfahren**
Hufelandstr. 56, 45147 Essen
Tel. 02 01 / 74 55 51
Therapeutendatenbank (auch
Kliniken), Weiterbildung auch
für Laien, Arbeitskreis Recht
(Ansprüche gegenüber Kas-
sen), Forschung, Öffentlich-
keitsarbeit, Dokumentation
über natürliche Heilweisen
(dort zu beziehen)

Österreich

**Ärztegesellschaft für Klassi-
sche Homöopathie**
Kirchengasse 21, A-5020 Salz-
burg, Tel. 06 62 / 43 78 41
Adressen homöopathisch behandelnder Ärzte

**Österreichische Gesellschaft
für homöopathische Medizin**
Mariahilferstr. 110, A-1070 Wien,
Tel. 01 / 5 26 75 75
Therapeutenliste

Schweiz

**Homöopathie-Verband
Schweiz**
Steinhauserstr. 51, CH-6300
Zug, Tel. 0 41 / 7 48 21 89
Therapeutenliste

**Schweizerischer Verein
homöopathischer Ärztinnen
und Ärzte**
Sekr. bei Dr. Hans R. Fischer,
Postfach, CH-8914 Aeugst, Tel.
07 61/11 11, Fax 07 61/7 11 61

Register

Zum gleichen Themenbereich sind im FALKEN Verlag bereits
erschienen:
„Wenn Kinder krank werden" (7316)
„Mein Kind ist krank – so hilft die Natur" (4761)
„Bach-Blüten für mein Kind" (1773)

Der Text dieses Buches entspricht den Regeln der neuen deutschen
Rechtschreibung.

Dieses Buch wurde auf chlorfrei gebleichtem und säurefreiem Papier
gedruckt.

Danksagung

Ich möchte allen danken, die mich bei meiner Arbeit für dieses Buch unterstützt haben, ganz besonders jedoch meinem Kollegen Georg Soldner
für die kritische Durchsicht meines Manuskripts.

ISBN 3 8068 2114 3

Umschlaggestaltung: Elisabeth Berthauer
Layout: Klaus Ohl/Wiesbaden
Redaktion: Dr. Rainer Lorenz, Kassel / Herbert Habicht / Elly Lämmlen
Herstellung: Sabine Vogt/Anke Sprey
Titelbild: THE STOCK MARKET, Ariel Skelley, Düsseldorf
Foto Umschlagrückseite: THE STOCK MARKET, Ed Bock, Düsseldorf
Fotos: Reinhard-Tierfoto, Heiligkreuzsteinach: S. 108, 110, 111, 113, 115,
117, 118, 119; **Ulrich Niehoff**, Bienenbüttel: S. 12, 27, 42, 100;
FALKEN Archiv, Niedernhausen: S. 1, 24, 96, 121 (Heidi Velten), 2, 15,
31, 37 (Hans Ehrhardt)

Satz: FALKEN Verlag, Niedernhausen/Ts.
Druck: Appl, Wemding